JN081776

死ぬまでお酒を飲みたい人のための 1分間 肝臓マッサージ

血流を良くすれば、一生健康にお酒が飲める！

［著］高林孝光
アスリートゴリラ鍼灸接骨院院長

［監修］青木 晃
ウェルエイジングクリニック南青山理事長

ワニ・プラス

イントロダクション

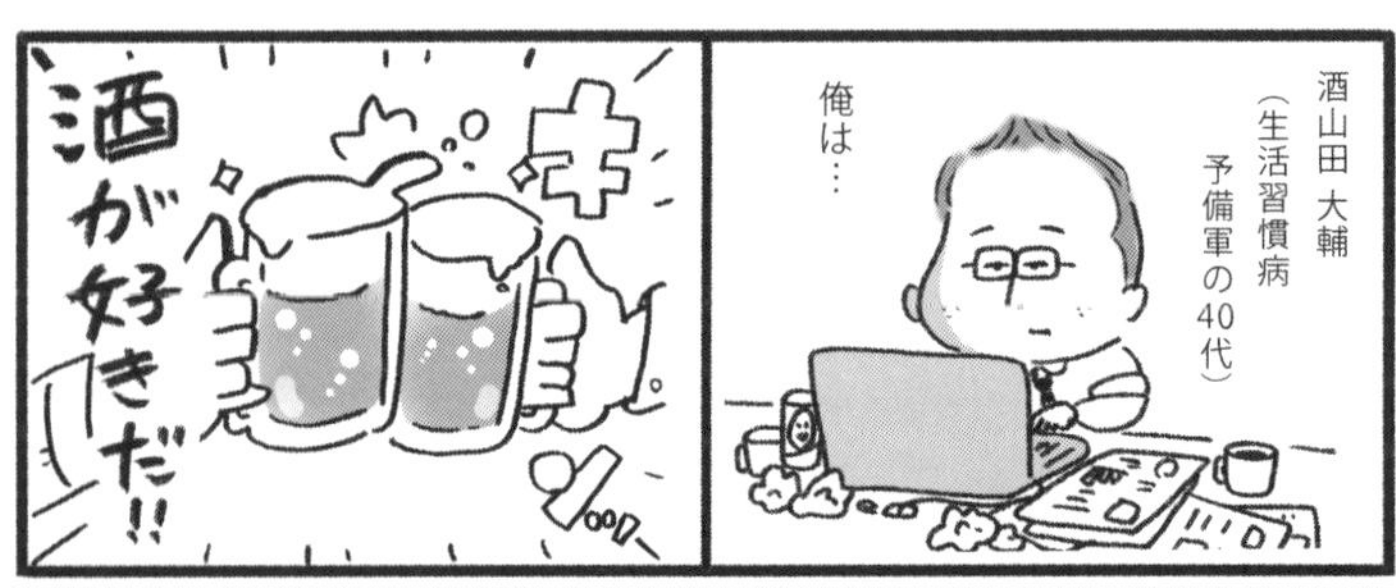

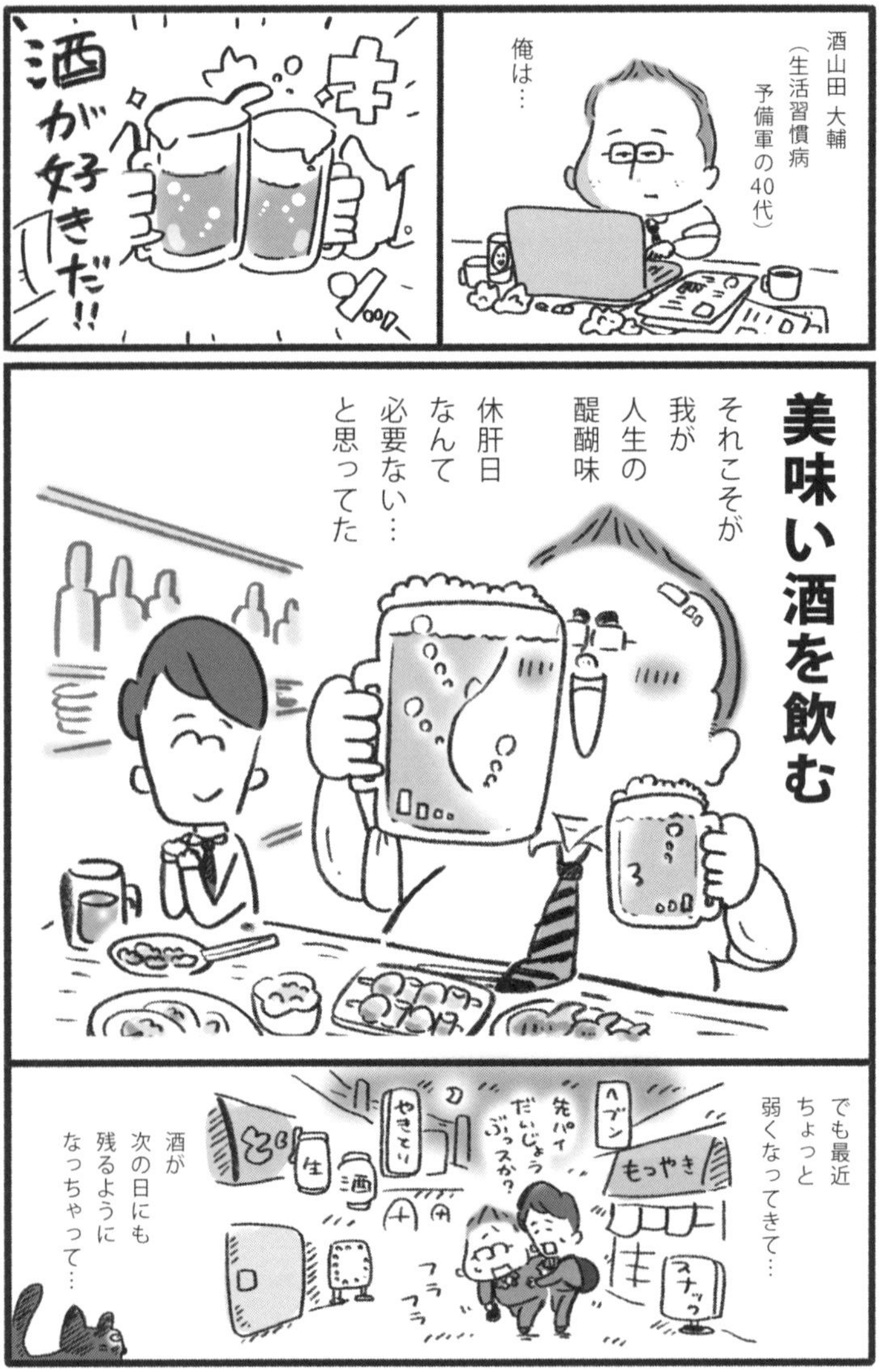

美味い酒を飲む

それこそが
我が
人生の
醍醐味

休肝日
なんて
必要ない…
と思ってた

でも最近
ちょっと
弱くなってきて…

先パイ
だいじょうぶっスか?

酒が
次の日にも
残るように
なっちゃって…

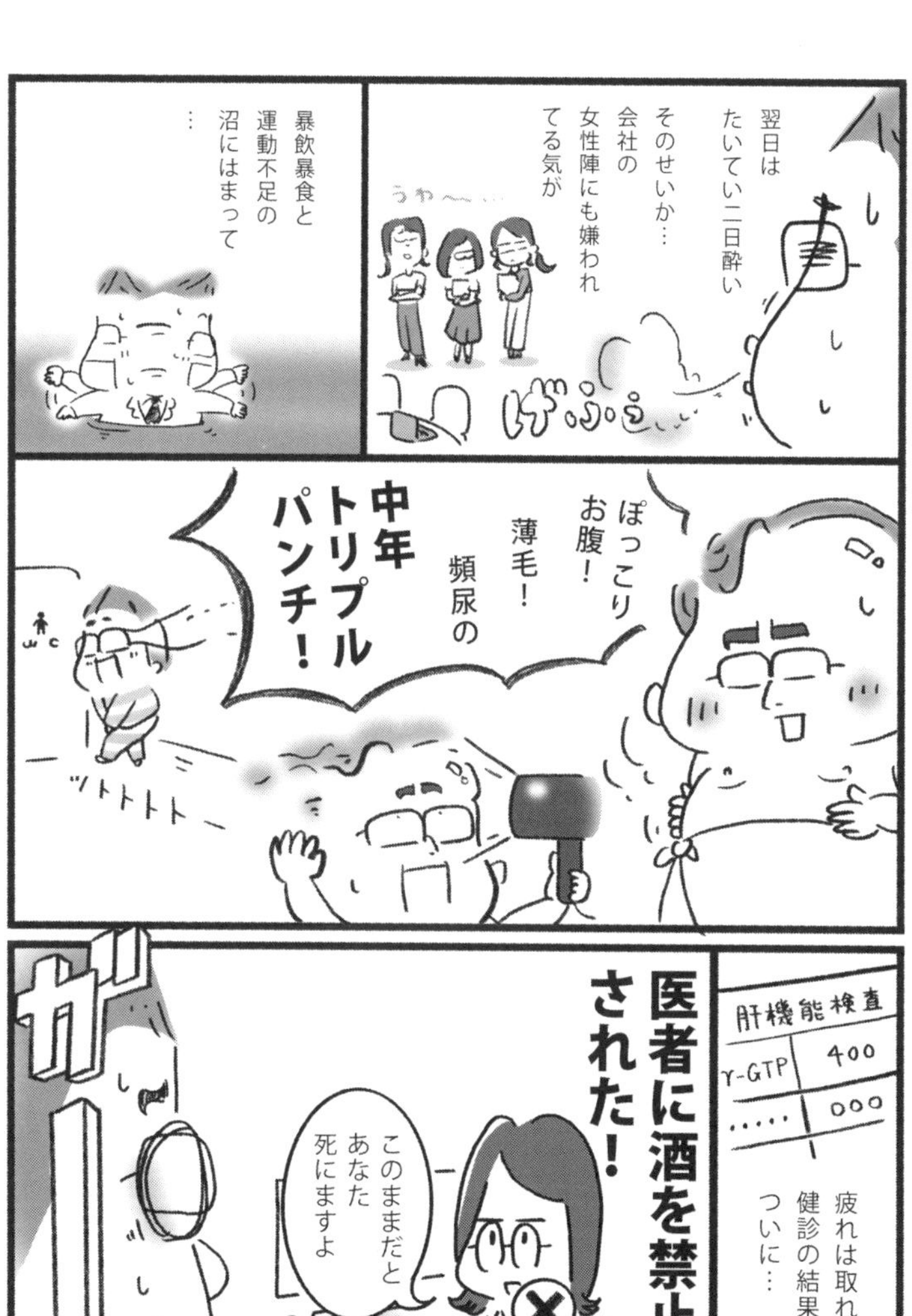

翌日はたいてい二日酔い
げぶぅ
そのせいか…会社の女性陣にも嫌われてる気が
うわ〜…
暴飲暴食と運動不足の沼にはまって…
ぽっこりお腹！薄毛！頻尿の
中年トリプルパンチ！
WC
ツトトトトー
肝機能検査
γ-GTP 400
…… 000
疲れは取れないし健診の結果もヤバくてついに…
医者に酒を禁止された！
このままだとあなた死にますよ
ガーン

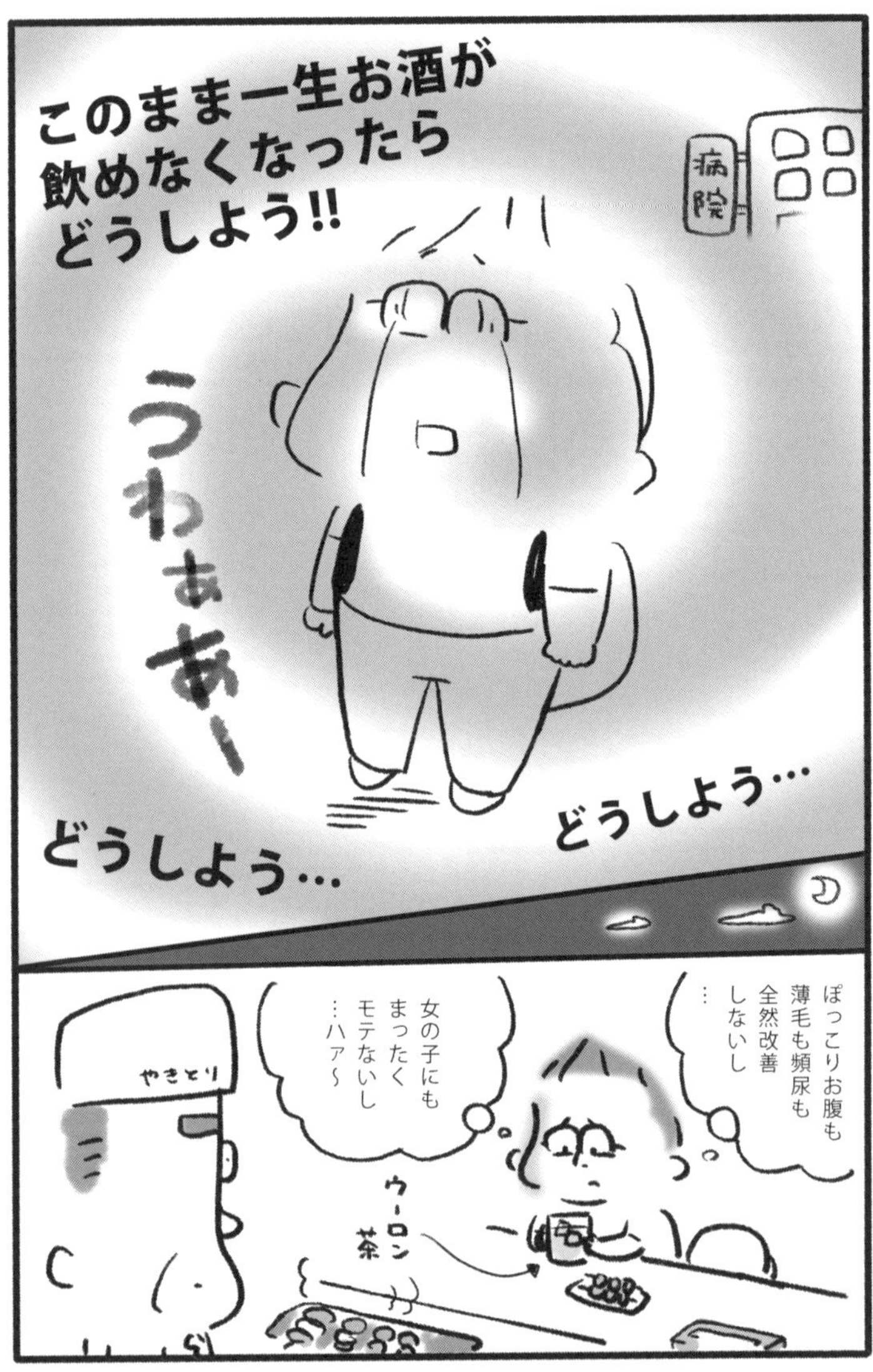
このまま一生お酒が
飲めなくなったら
どうしよう!!
病院
うわぁあ～
どうしよう…
どうしよう…
ぽっこりお腹も
薄毛も頻尿も
全然改善
しないし
…
女の子にも
まったく
モテないし
…ハア～
やきとり
ウーロン茶

そんなある日のことでした…

朝、突然の腰痛で起きられず…
ギャー!
会社を休むことに
部長すいません
病院に行ったんですが
整形外科
原因はわからず
痛み止めの薬と湿布を処方されるだけで
外用薬
湿布
痛み止め
腰痛は治らない

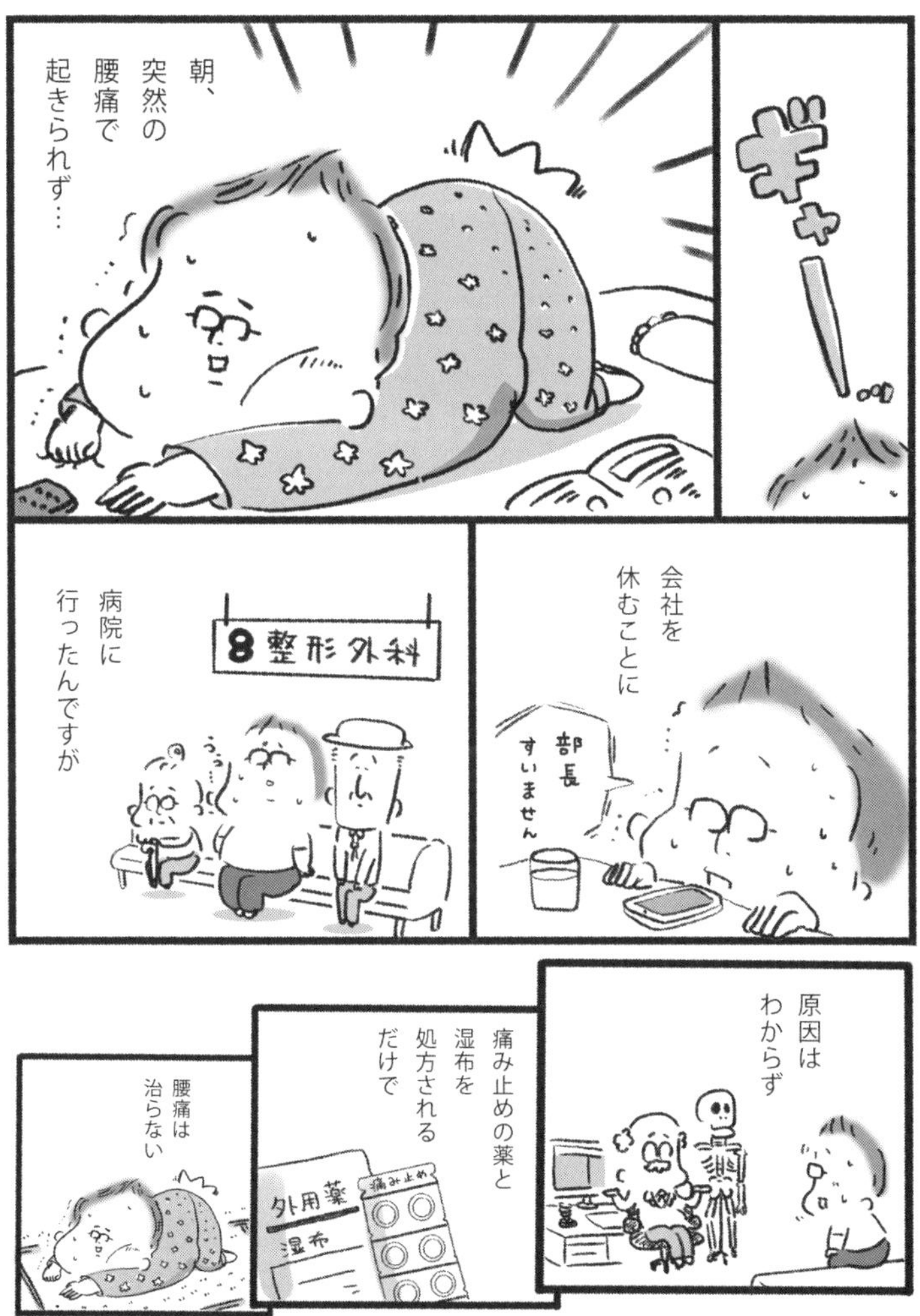

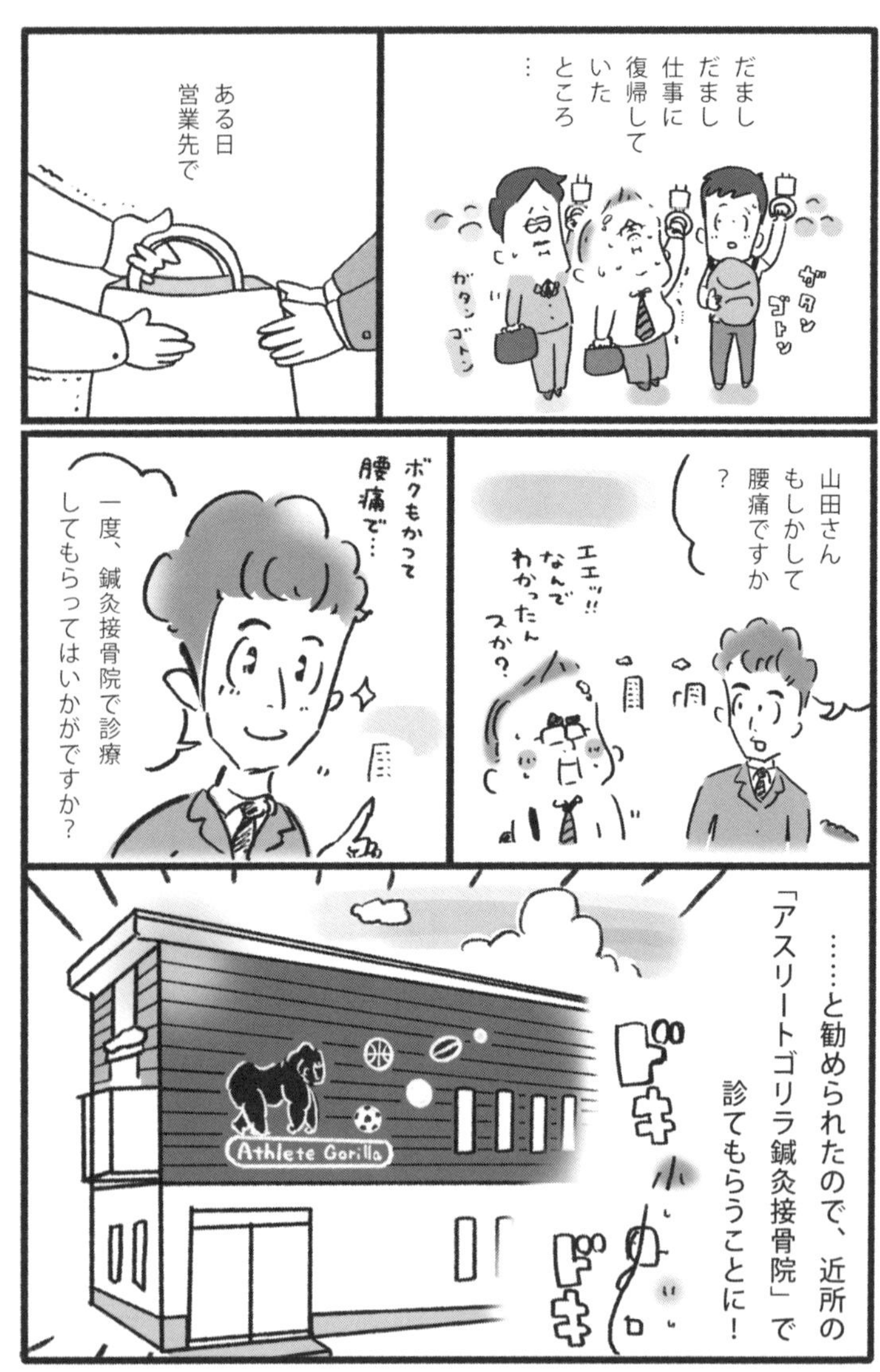

だましだまし仕事に復帰していたところ…
ガタンゴトン
ガタンゴトン
ある日営業先で
山田さんもしかして腰痛ですか？
エエッ!!なんでわかったんスか？
ボクもかつて腰痛で…
一度、鍼灸接骨院で診療してもらってはいかがですか？
……と勧められたので、近所の「アスリートゴリラ鍼灸接骨院」で診てもらうことに！
ドキドキ
Athlete Gorilla

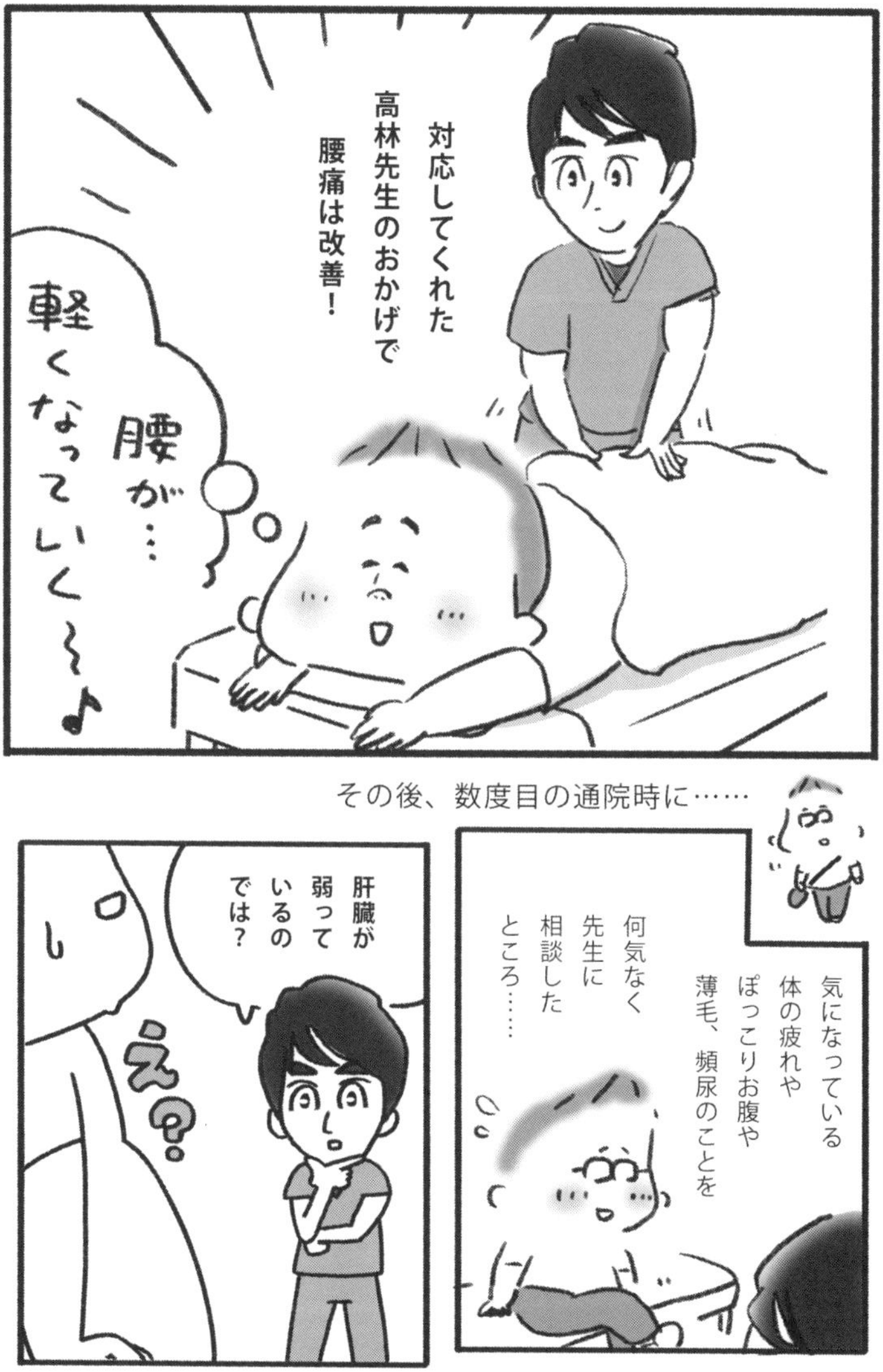

対応してくれた高林先生のおかげで腰痛は改善！

腰が…軽くなっていく〜♪

その後、数度目の通院時に……

気になっている体の疲れやぽっこりお腹や薄毛、頻尿のことを何気なく先生に相談したところ……
肝臓が弱っているのでは？
え？

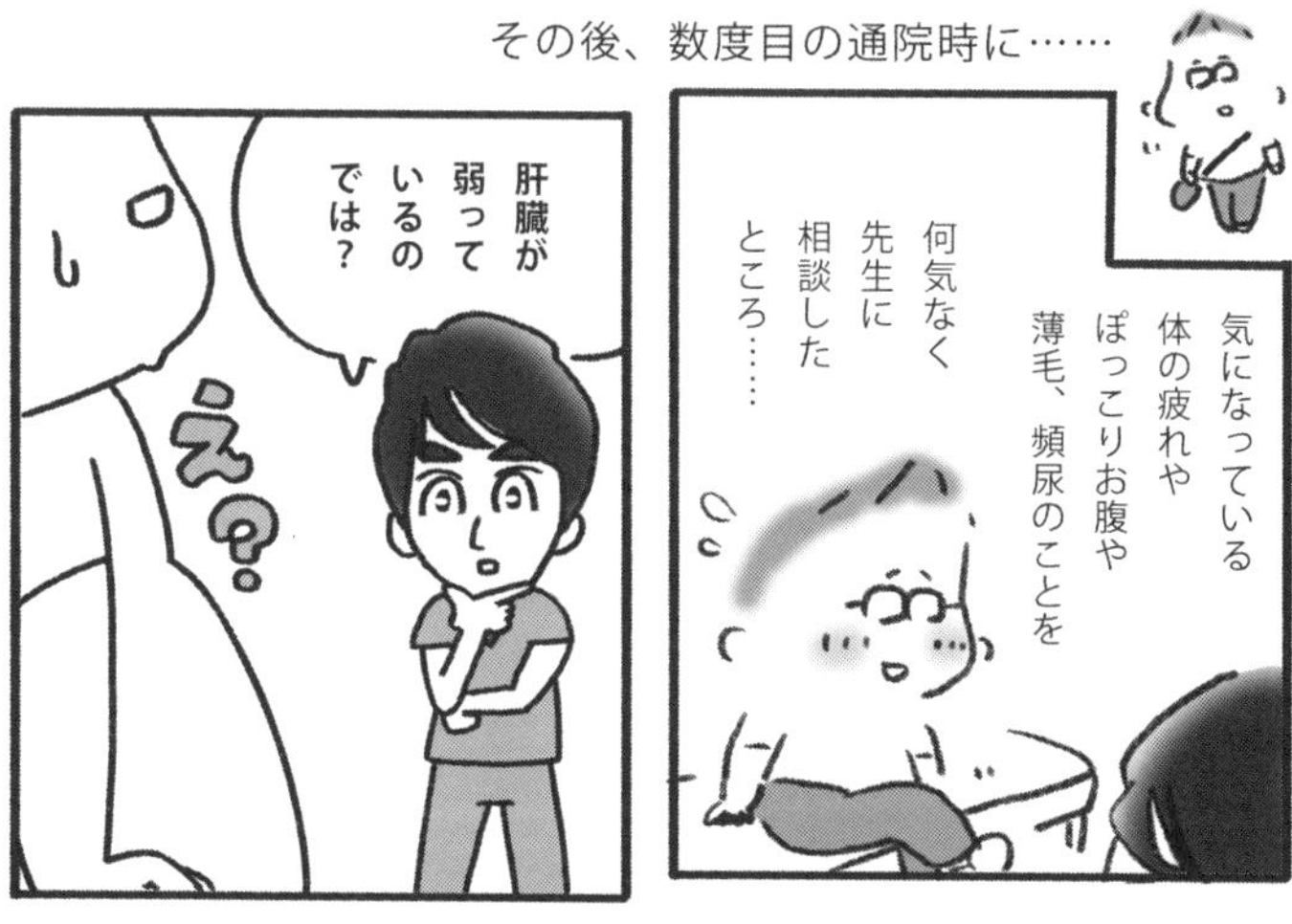

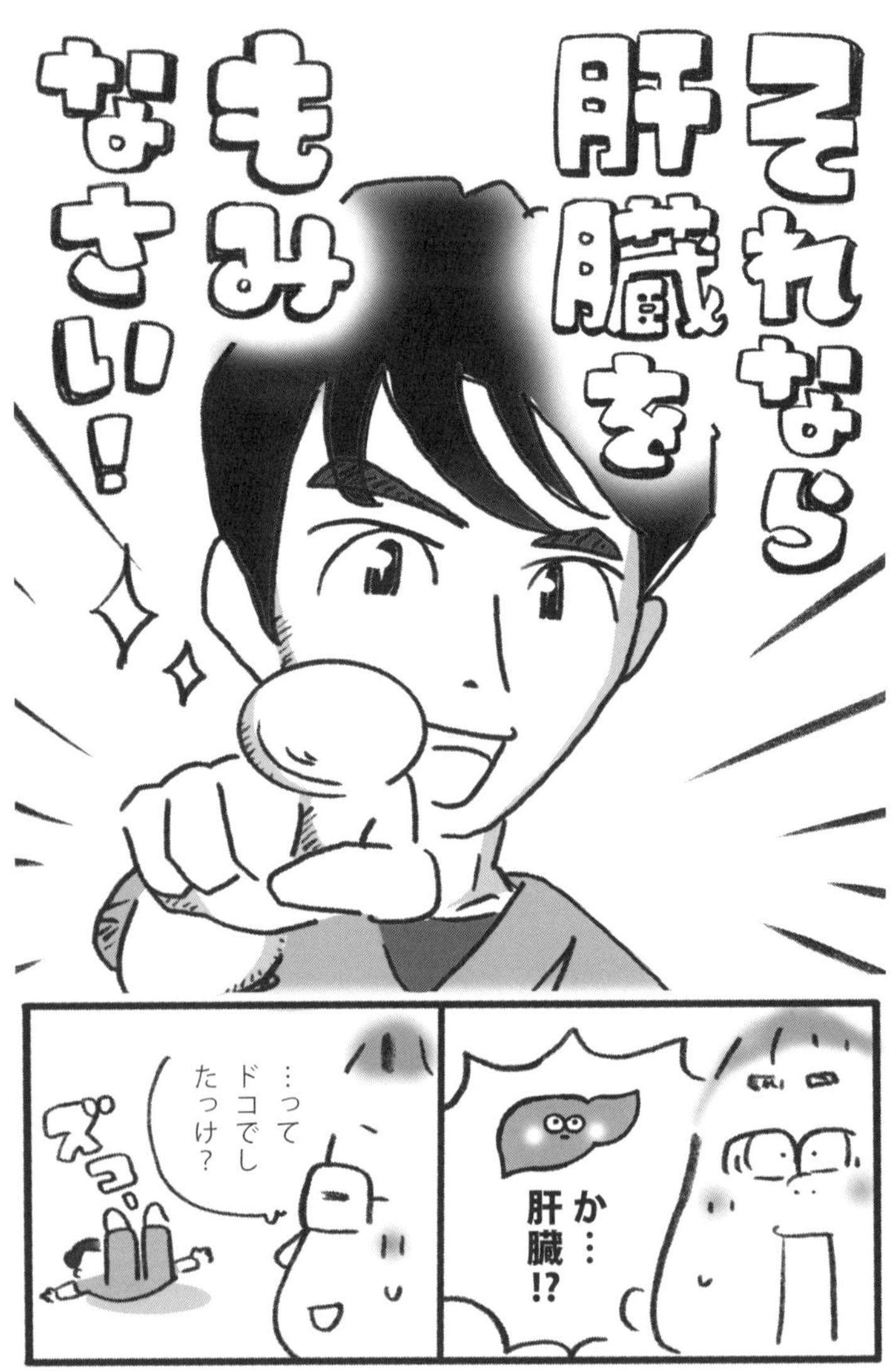
それなら肝臓をもみなさい！
か…肝臓!?
…ってドコでしたっけ？
ズコッ

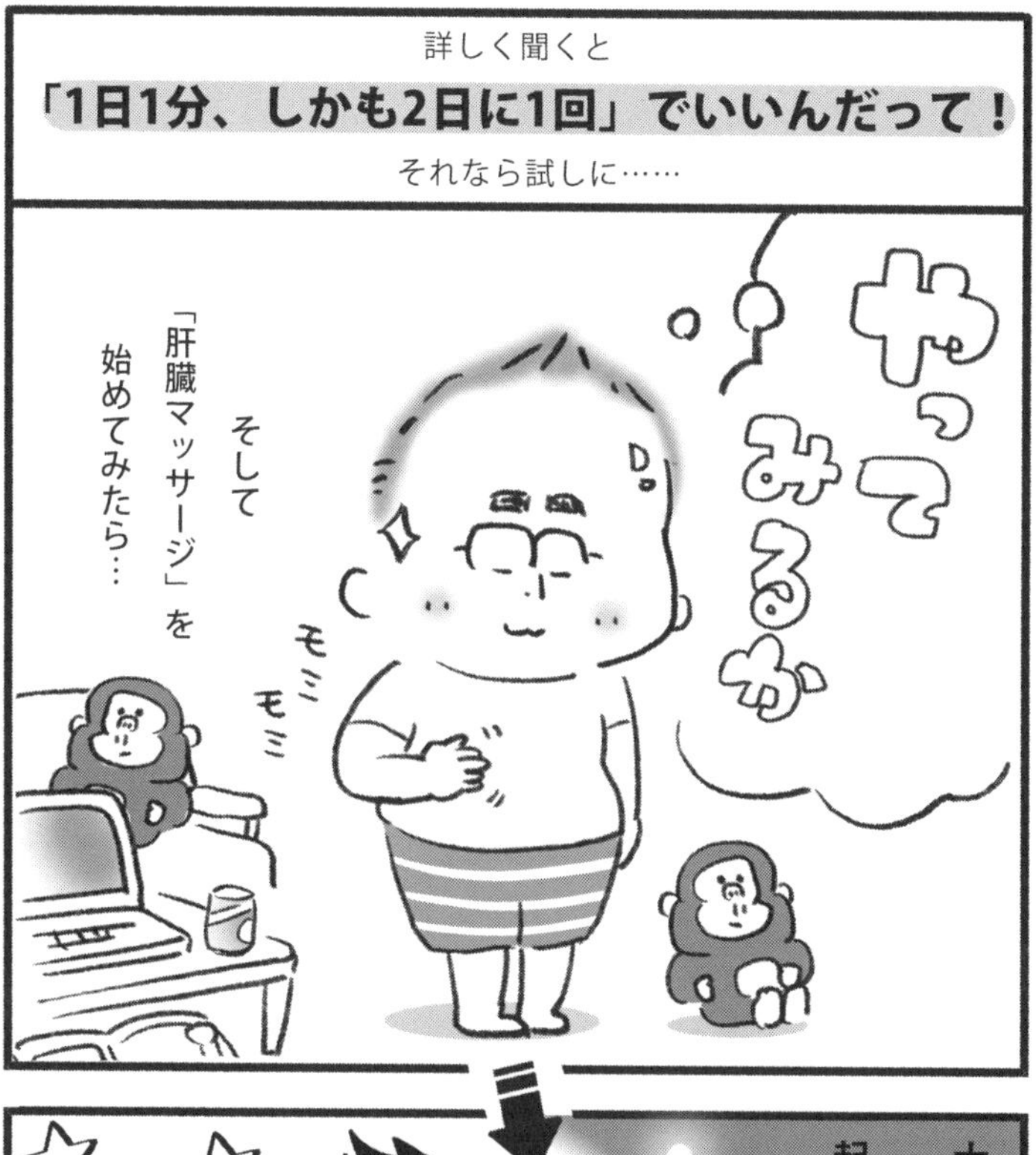

詳しく聞くと

「1日1分、しかも2日に1回」でいいんだって！

それなら試しに……

やってみるか

そして「肝臓マッサージ」を始めてみたら…

モミ
モミ

大輔の体に一体何が起こったのか!?
(詳しくは本文へGO!)
やきとり
先パイ!?

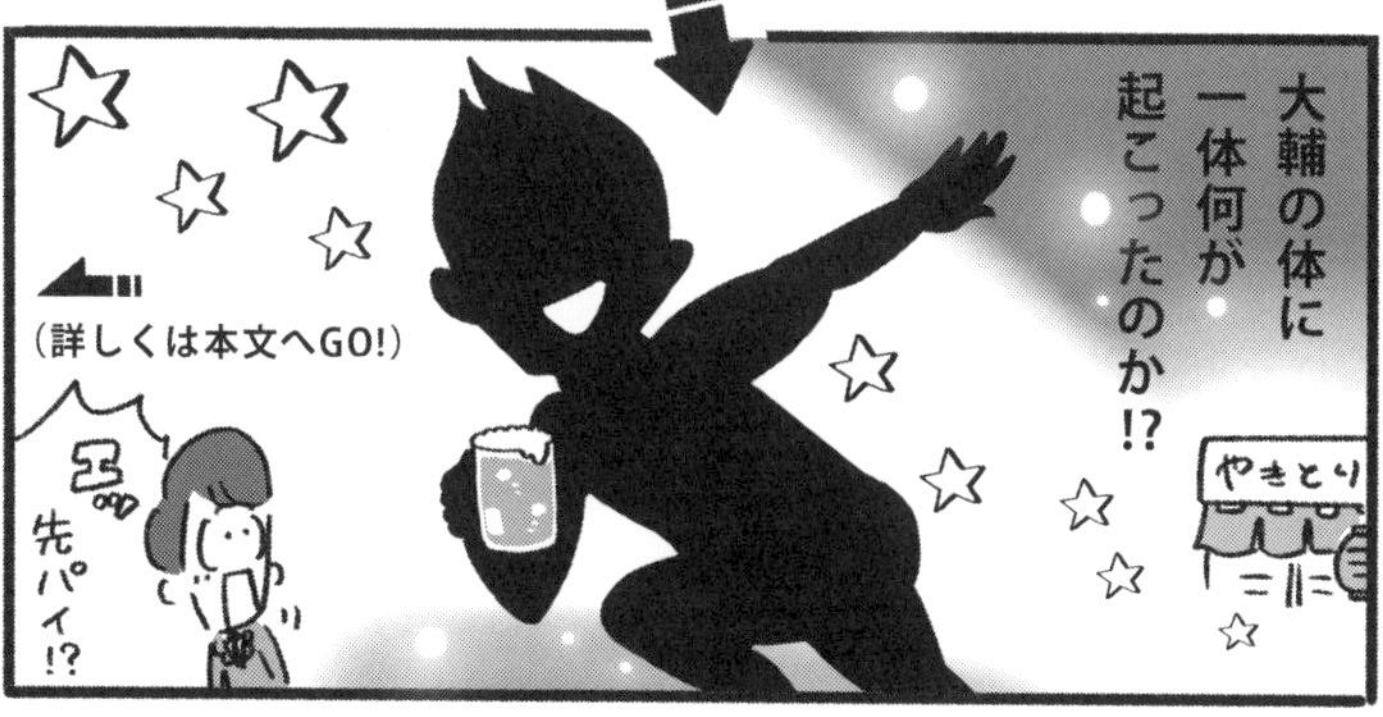

もくじ

第2章　文句も言わず24時間働く総合化学工場「肝臓」の正体

第3章　毎日やらなくてもOK！

第4章　一生お酒を飲める体を保つために知っておきたい「肝心」な話……133

第1章

いつまでも若々しい男でいる秘訣は「肝臓」にあり！

アルコール分解だけじゃない！男の〝気になる症状〟にすべて関わる「肝臓」

「最近、髪は薄くなるわ、腹も出てくるわで、オッサン化が止まらないよ」
「そういえば〝夜〟のほうがすっかりごぶさただな」
「テレビを見ていて、俳優の顔はわかるけど、名前が出てこないんだよね」
「近頃、オシッコが近くなってきた気がするんだけど」

〝更年期〟と言うにはまだ早い年代なのに、いま挙げたような「最近、〇〇になったな～」と感じるような症状があった場合、そのほとんどに**「肝臓」**が関与していると言ったら、驚くのではないでしょうか？

「肝臓ってアルコールの分解をしてくれるところでしょ？　薄毛や小太り、物忘れ、〝男の機能〟の低下に何の関係があるの？」

多くの方がそんな疑問を抱くかもしれませんね。しかし、実は大いに関係があるのです。

肝臓は、アルコールを分解してくれる臓器なのは間違いありませんが、働きはそれだけではありません。**肝臓の働きは、なんと５００以上**といわれ、アルコールなど体にとって有害な物質を無害なものにする**「解毒」**の働きはその1つに過ぎないのです。

実は肝臓は、体の隅々の細胞に栄養素や酸素を運び、二酸化炭素や老廃物を運び出す**「血液」**と切っても切れない関係にあります。

血液と関係する臓器というと、誰もが「心臓」を思い浮かべることでしょう。確かに心臓は血液を全身に送り出すポンプの役目を担っている、なくてはならない臓器の1つです。しかし、その血液から栄養素を取り出して、体に必要な物質やエネルギーに変換したり、老廃物を排出して血液を浄化したりしている臓器こそ、肝臓なのです。

この肝臓の働きが悪くなると、薄毛や勃起力の低下など、想像もしていなかった体の不具合を引き起こす可能性があるわけです。

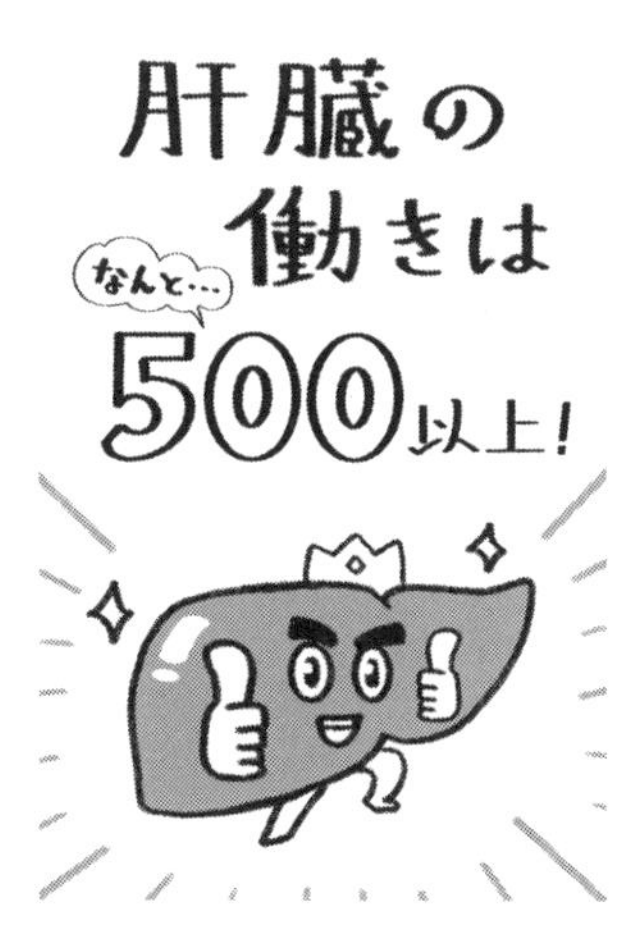

「デブ」「チビ」「ハゲ」はすべて肝臓が関与している！

この「『デブ』『チビ』『ハゲ』はすべて肝臓が関与している！」という見出しを見て、**「そんな見た目の問題まで肝臓が関わっているとは信じられない……」**という思いを抱いた方もいることでしょう。

「薄毛」や「中年太り」、そして「加齢に伴う身長の低下」と肝臓の関係については、それぞれ後に項目を設けて説明していきます。ここで言いたいことは、こうした**外見の変化にも肝臓は大きく関与している**という事実です。

一般的にこれらの症状の原因は、老化や不摂生、運動不足、生活習慣の乱れ、ストレス、そして遺伝などとされています。運動不足や生活習慣の乱れは、努力をすれば改善できる可能性はありますが、老化や遺伝のせいであるならば、**「努力するだけムダだよな」**と、加齢による外見の変化を諦めたり、開き直ったりする人も出てくるかもしれません。

老化や遺伝という言葉を聞くと、まったく抗（あらが）えないものと考えがちですが、そのようなことはありません。確かに、老化はどんな人間にも忍び寄りますし、遺伝は変えることができないものです。しかし、老化や遺伝によって見た目に変化が出る時期は、生活習慣を見直すことによって先延ばしすることができると考えられています。

今のままの生活を続けていくと、例えば3年後には完全にハゲて糖尿病や高血圧に悩まされる可能性が濃厚な場合でも、バランスの取れた食生活や適度な運動を取り入れて、規則正しい生活、ストレスフリーの生活に変えていけば、10年後でも髪はフサフサ、病気とは無縁でいられる可能性はあるのです。

しかし、規則正しい生活を送るのが困難な職業もあるでしょうし、「ストレスをためるな」と言われても、どうしていいのかわからないケースも多いはずです。お酒の付き合いも急にはやめられないですよね。

生活習慣がなかなか変えられないときに有効となるのが、**血流を健康に保つ肝臓のケア**です。**肝臓が疲れて元気がなくなると、必要な酸素や栄養素が全身の細胞に回らなくなり、老化が加速**してしまいます。

アンチエイジングのためにも、肝臓を若々しく保つことが重要となるのです。

「朝勃ち」が減っているなら、肝臓のパワーダウンを疑え！

女性や恋愛に対して消極的な「草食系男子」だとしても、自分のオチンチンが元気かどうかは気になるところでしょう。２０２２年1月にインターネットで調査された「中折れや治療薬に対する男女の『ホンネ』実態調査」によると、全体でなんと**約4割の男性が「中折れの経験がある」と回答**しています。中折れとは、性行為中に勃起していたオチンチンが少しずつ萎えていく状態を指し、ＥＤ（勃起不全）の1つとされています。

その主な原因は、50代以降は「加齢」とされる場合が多いですが、20〜30代では「心因的なもの」、40代では過度な飲酒や喫煙、乱れた食生活、運動不足などの**「生活習慣病」**と考えられ、特に**中高年では中折れは動脈硬化の初期のサイン**とされています。

オチンチンが固く勃起状態になるためには、陰茎の海綿体に血液が送られなければいけません。オチンチンがカチカチに固くならない、あるいは行為中に中折れしてしまうというのは、海綿体の細い血管に十分に血液が送られていないことを意味します。

中折れの原因として生活習慣病が挙げられている理由は、飲酒や偏った食生活、運動不足などはすべて血液をドロドロにしてしまう行為だからです。血液がドロドロで血流が悪いと海綿体に血液が十分に送られず、勃起がしにくくなるというわけです。

では、血液をサラサラにする働きをしている臓器といえば――そう、肝臓です！肝臓が元気ではないと、オチンチンにも影響が出るんですね。

また、勃起などの性機能に深く関わっている**「男性ホルモン」の合成や分解に関与しているのも肝臓**です。肝臓の不調によって男性ホルモンの分泌が低下してしまうと、ＥＤの発症に至ってしまうこともあるようです。

22年９月、オランダの学術誌『Journal of Clinical and Experimental Hepatology』には**「肝硬変の男性、勃起不全有病率７割を超える」**という論文が掲載されています。日本国内の研究でも、一般成人よりも肝機能障害患者のほうがＥＤ罹患比率は明らかに高く、慢性肝炎から肝硬変など肝機能障害が重くなるとともにＥＤ発症は高率になるとの報告がなされています。肝臓の機能が低下すると、性機能に影響が出ることが実証されているわけです。

肝臓が元気かどうか、**「朝勃ち」のありなしを指標**にしてもいいかもしれません。

「疲れやすい」「眠れない」――それ、肝臓に原因があるかも！

「最近、休んでも疲れが取れない」
「体は疲れているのに、なかなか眠れないんだよな」

このような悩みがある場合、もしかしたら肝臓に原因があるかもしれません。
疲れを取るには休息――特に**睡眠**が重要であることは言うまでもないでしょう。実は睡眠というのは、ただ単に体を休めているわけではなく、活動時に発生した体内の不具合を修復する大事な時間でもあります。

特に肝臓は、**血液をろ過して老廃物を取り除いたり、有害物質を解毒したり、栄養素を合成するなどの大切な働きを睡眠中に活発に行っています。**夜にお酒を飲んでも必ずしも二日酔いにならないのは、**寝ている間に肝臓がアルコールを分解**してくれているからです。

実際、疲れている人の多くは「眠い～」が口癖になっているように、睡眠不足によって体の疲労が回復せず、肝臓の負担を重くさせてしまいます。それが積み重なると、肝臓の病気にまで発展してしまう可能性が出てきます。

肝臓の働きが低下すると血液の流れに乱れが生じて、不眠や寝付き・寝起きの悪さを引き起こしてしまい、睡眠不足と疲れの蓄積という負のスパイラルにハマっていきます。

また、疲れやすさを招く原因に運動不足も挙げられます。**「運動なんかしたらさらに疲れちゃうのでは？」**などと思ってしまいそうですが、適度に体を動かさないと血行が悪くなります。すると、疲労物質が排出されずに体内にたまっていくので、疲れの回復ができなくなってしまうのです。ここに大きく関わっているのも、言うまでもなく肝臓です。

疲れが取れない、眠れないからといって、

「仕事の疲れをアルコールで解消」

「寝付きを良くするために寝る前に一杯だけ」

というのは、さらに肝臓を酷使してしまうので逆効果ですよ！

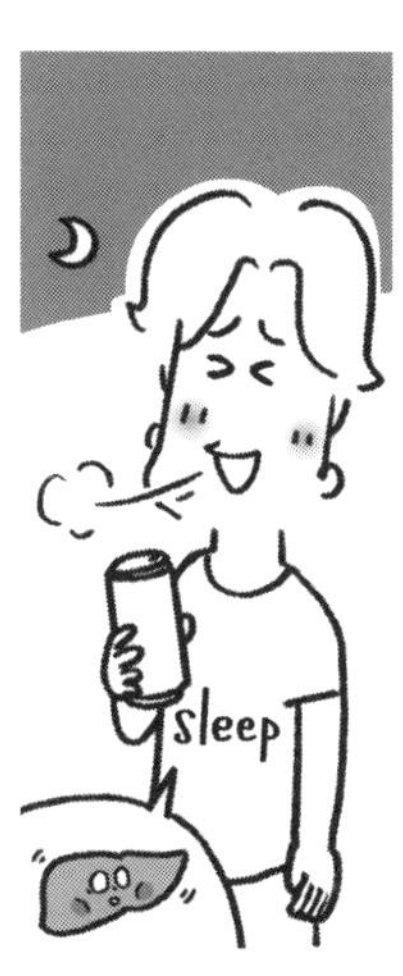

肝臓を元気にすれば「抜け毛」や「薄毛」も解決!?

いくら気持ちが若いつもりでも、いや年齢が実際に若いとしても、抜け毛や薄毛が目立ってしまうと、「**この人、老けてるな**」という印象を与えてしまいかねませんね。

人間は本能的に「**老い＝健康の衰え＝生殖能力の弱まり＝子孫を残せそうにない**」と感じて、老けた人を恋愛対象とは見なさなくなる傾向があるようです。若くして薄毛になった人にとっては、死活問題だといっても過言ではありません（もちろん、老けている人のほうが好きだという人もいることは否定できませんが）。

すべての男性がある年代に達すると必ず薄毛になり、やがて脱毛してしまうというのであればいいのですが、20代にして薄毛が目立ち始める人もいる一方で、70歳を過ぎてもフサフサの黒髪の人がいるのは理不尽としか言いようがありませんね。

この違いは、**髪の毛に十分に栄養が届いているのかどうかが大きなカギ**になります。

私たちが毎日の食事から摂る栄養は、脳や心臓、肺、肝臓、腎臓、神経など**生命の**

維持に直接関係する器官から優先的に分配されていきます。また、体のどこかに病気の部位があったり、体が疲労していたりすると、その部分に栄養が回されていきます。

つまり、髪や爪など生命の維持に直接関係ない部分に栄養が回ってくるのは、最後の最後。余った血液（栄養）で最後に作られるパーツだからこそ、髪の毛の状態を見れば、その人の健康状態がある程度わかるとされています。そのため、**「髪は健康のバロメーター」**といわれることもあるのです。

髪の毛に必要な栄養素を生成したり、髪の毛に栄養を送り届けたりする重要な役割を果たしている臓器が肝臓です。肝臓の機能が低下すると、髪の毛に栄養が届きづらくなり、薄毛や抜け毛の一因となります。

髪の毛を健康に保ちたいなら、肝臓の健康を維持することが重要。そのためにはバランスの取れた食事、十分な睡眠、適度な運動、お酒はほどほどにして、ストレスをためないことなどが重要となります。第３章で紹介する「肝臓マッサージ」も手軽で効果的です！

「白髪」の放置はダメ！肝臓に優しくすれば黒髪に戻るチャンスも

髪の毛や瞳の色、肌のシミ、くすみ、ホクロなどは**「メラニン」**という色素によるものです。日本人の多くが黒い髪の毛なのはメラニン色素が多いから。降り注ぐ強い紫外線から大事な頭を守るため、紫外線を吸収する黒い色にしているのです。

メラニン色素は頭皮の表皮の**「メラノサイト」**で作られ、髪の毛の元になる**毛母細胞**に渡されます。つまり、髪の色を作るところと、髪の毛そのものを作るところは別なんですね。

老化や遺伝、ストレス、栄養不足、生活習慣の乱れなどによってメラノサイトの働きが落ちるとメラニン色素が作られなくなるため、髪の毛が黒くならず白髪が生えてきます。さらに肝臓の機能低下によって、白髪が増える可能性があると考えられます。

血液を貯蔵し配分する**「血液のコントロールセンター」**である肝臓が疲れてエネルギーの代謝や血流量が低下すると、全身に届けられる栄養や酸素の量が不足してきます。

前項で述べたように、各臓器や器官、パーツは生命活動を維持するための優先度が決められています。優先度の高い順から血液によって栄養や酸素が運ばれ、優先度の低いパーツなどは後回し。肝臓にやることがいっぱい出てくると、**髪の毛を黒くすることは優先度が低く、メラニン色素を作り出す程度の栄養も髪の毛には回ってこなくなる**のです。

この状態を放置して、生活習慣の見直しをしなければ、メラニン色素を作るメラノサイトが休止したり、最悪の場合は死滅してしまいます。**一度死滅したメラノサイトが復活することはないので、再び黒髪に戻ることはまずありません。**こうなると、白髪を抜いたところで次に生えてくるのはまた白髪のはず。メラノサイトが消失してしまう前に適切にケアをしていくことが重要となります。

また、同様に抜け毛や枝毛、髪のパサつきなど髪の毛に関するトラブルは、肝機能の低下が元になっているケースが少なくありません。

シャンプーやトリートメント、育毛剤などに頼る前に、食生活やアルコールの摂取を見直し、肉体的・精神的ストレスをため込まないような、肝臓に優しい生活習慣を心がけることが大切です。

最近、「老化」が気になるなら、肝臓の疲れの可能性が

初めて会った人に年齢を聞かれて、「え、もっと若いと思ってました」「全然そんな**年に見えないですよ**」などと言われたら、たとえ社交辞令だとわかっていても、悪い気はしないものです。逆に年齢より上に見られたら、ちょっとショックかもしれませんね。

実年齢よりも若く見られる人の共通点を考えてみると、表情が豊かで動きが軽快、髪やお肌もハリやツヤがある、元気で前向き……などというところでしょう。

近年、人間の体についての研究が進んできたことに伴って、**体の内部（内臓）の不具合が体の外、つまり皮膚や髪などの外見に現れる**ことがわかってきました。逆に言うと、体の内部が健康であれば、体の外部の見た目も健康——若く、健やかに見えるというのです。

〝見える〟だけであればいいのですが、なんと**「老け顔の人は見た目が若い人より早死にする」**というショッキングな研究結果が２００９年、南デンマーク大学で老化医

学を専門とするグループから発表されています。まったく同じ遺伝子を持つ双子（約1800人）を対象に調べられたもので、生活環境や習慣、食生活の違いなど、後天的な要因によって寿命が変わるということが実証されたわけです。

肝臓の主な働きの1つに、食べ物に含まれるタンパク質や脂質、炭水化物などの栄養素を体が使いやすい形に作り替える**「代謝」**の機能があります。代謝によって熱エネルギーが作られて体温が維持されているのですが、このときに細胞をサビつかせる**「活性酸素」**が大量に生まれます。

若くて健康であれば抗酸化力が働いて活性酸素をやっつけますが、加齢やアルコールの摂り過ぎ、偏った食事、運動不足などが重なると、肝臓が老化してしまいます。そうすると代謝の機能も低下して、栄養が体の必要なところに届かなくなり、ますます老化が進行してしまうのです。

肝臓の老化が進むと、当然、体に悪影響を与える老廃物などを無害化する機能も下がっていくため、有害な成分がそのまま血液に乗って体中に回ってしまいます。

肝臓を常に元気にすること――それこそ、〝**老化知らずの体**〟**にする秘訣**といえます。オチンチンも元気になりますよ！

乾燥肌やニキビ、オイリー肌も肝臓に関わりが

肌のトラブルを抱えているのにもかかわらず、それをあまり気にしていない中高年男性は多いですよね。中でも多いトラブルが**「乾燥肌」**です。

皮膚は、外部の異物が体の中に侵入するのを防いだり、体内の水分を閉じ込めて蒸発を防いだりする仕組みを備えており、これは**「肌のバリア機能」**と呼ばれています。このバリア機能が低下し、肌が水分を十分に保持できなくなるのが乾燥肌です。

その原因は、空気の乾燥（湿度の低下）などの外的要因と、皮膚や体などの内的要因に分けられます。内的要因には、偏った食事や睡眠不足などによる生活習慣の乱れが挙げられ、これらがバリア機能の低下を招きます。

生活習慣の乱れは肝臓を疲れさせます。つまり、乾燥肌は肝臓が疲れていると起こりやすい症状だということもできるのです。

肌のすぐ下には毛細血管があって、肌はそこを巡る血液から酸素や栄養を補給して健康な状態を保っています。肌の細胞に酸素や栄養が届くと常に新しい表皮が作られ、

古くなった細胞が表面に押し出される**新陳代謝（ターンオーバー）**を繰り返しているのです。

ただし、古くなった細胞ははがれ落ちず、何層にも重なり合って角質層を作っています。この**角質層には、細菌などから肌を守るバリア機能と保湿機能**があります。

ところが、肝臓が弱って血液の巡りが悪くなると、肌の細胞に十分な酸素と栄養が届きません。すると、新しい表皮細胞が作られにくくなり、古い細胞でできている角質がさらに古くなり、保湿機能の性能が落ちていきます。

後に詳しく述べますが、**代謝を促進する「成長ホルモン」は睡眠中に分泌**されます。睡眠不足が続くと分泌が低下するので、肌のターンオーバーが滞ってしまい、修復が間に合わなくなって、バリア機能の低下を招いてしまいます。

また、肝臓の解毒作用が弱まって老廃物が排出されず血液に乗って肌まで届くと炎症を起こして、膿（うみ）とともに毒素を排出するために、ニキビや吹き出物ができます。

脂性肌（オイリー肌）も肝臓での脂肪の代謝が悪くなっているほか、特に女性の場合、妊娠の準備をする黄体ホルモンが増える時期に皮脂が過剰に分泌されることが原因となっています。

肌荒れ、乾燥肌、爪が割れる……美容に大きく関係する肝臓

白髪や抜け毛のところでも触れましたが、私たちが食事から摂る栄養分は、脳や心臓、肺、肝臓、腎臓、神経などに優先的に分配されて、肌や髪、爪などは最後の最後にそのおこぼれを頂戴する仕組みとなっています。

顔にできるシミやソバカス、目の下のクマ、吹き出物、乾燥肌はもちろん、爪が薄くなる、割れる、指のささくれ、そして頭髪のフケなどは、肌や爪に肝臓からの栄養が行き届いていないことが原因の1つとなっています。

人間の皮膚は**「タンパク質」**でできています（内臓や筋肉、血管、骨など、人間の体を作る材料となっているのがタンパク質です）。髪の毛や爪などは皮膚が形を変えて分化したもので、本質的には皮膚の一種といえます。

肝臓は、タンパク質を体が使いやすい形に変換する「代謝」に重要な役割を果たしています。食べ物から摂取されたタンパク質は、肝臓でアミノ酸に分解され、体が利用しやすい形のタンパク質に再合成されます。

また**肝臓は、余分なアミノ酸を分解してエネルギー源にしたり脂肪に変換して保存したり、タンパク質の代謝によって生成される有毒物質アンモニアを無毒化して尿素として排せつする働き**もしています。

ちなみに、タンパク質を英語でいうと**「プロテイン」**。ダイエット界では、食事で摂ったカロリーの多くを消費してくれる筋肉に注目が集まり、筋肉の材料となるタンパク質をいっぱい摂ってトレーニングする手法が一般的になっていますね。

タンパク質の摂取量が不足すると、筋肉量や筋力の低下につながるだけではなく、肝臓の機能が低下して、摂取した脂肪が消費されずに肝臓にたまり、脂肪肝や肝硬変などの病気のリスクが高まってしまいます。タンパク質不足のサインとして、爪の割れや欠け、縦筋などが現れるほか、髪や肌のツヤが失われることも。

タンパク質は、肉や魚、卵、大豆製品、乳製品などに多く含まれていますので、普通の食事をしていれば不足の心配はありません。ただし、タンパク質が多い食べ物には脂肪も多く含まれる場合が多いので、やせたい人は要注意です。

「シミ」の原因の3割は肝臓の機能低下のせいだった！

イマドキの若い男子の中にはお肌ケアに熱心な方が多くなりましたが、中高年男性の多くは、お肌のことなどあまり気に留めていないようです。

シミは医学的な見地からいくつかに分類されますが、最も多いのが、紫外線を大きな原因とする**「老人性色素斑（しきそはん）」**、別名**「日光黒子（にっこうこくし）」**と呼ばれるタイプです。淡い褐色や濃い褐色で、顔以外にも手や腕、背中など、1年中あるいは暑い時期に、肌を露出する場所に多く現れます。

このシミを放置するとイボ状に盛り上がってきて、**「脂漏性（しろうせい）角化症」**という老人性のイボに進展することがあります。

また、長年にわたって紫外線を浴び続けることによって**「光老化」**という皮膚の変化が起こってしまうと、皮膚がカサカサしたウロコ状になる**「日光角化症」**になる恐れも出てきます。これは、まれに皮膚ガンの原因になるという危険性もあります。

このように、シミの原因の７割は紫外線によるものですが、残りの３割のうちの大部分は、実は肝臓の機能低下によるものだったのです。

通常、皮膚の細胞は約28日サイクルで新しい細胞に生まれ変わる**「ターンオーバー」**を繰り返しています。夏の間に日焼けをして黒くなっても、秋には肌が元の色に戻るのは、ターンオーバーがきちんと働いているからです。

ところが、肝臓の機能が低下している場合、血液中に**「活性酸素」**が増えてしまいます。活性酸素は体内に侵入したウイルスを撃退するという長所もありますが、同時に自身の細胞をサビつかせて傷つけたり、血液中の老廃物を増やしたりする短所もあります。

活性酸素が増えたことで血液中の老廃物も増え、新陳代謝が滞ってしまうと、皮膚細胞のターンオーバーが正常に機能しなくなり、本来ははがれ落ちるはずのメラニンが排出されずに沈着し、シミになってしまいます。

肝臓マッサージを行って肝機能を向上させると、ターンオーバーのサイクルを正常にすることができ、シミを薄くする効果が期待できますよ。

目の下の「クマ」も肝臓機能の低下が原因かも

コロナ禍にあって、欧米人に比べて日本人がマスクをつけるのに抵抗感が少ないのは、**日本人は相手の気持ちを「目」で読み取り、欧米人は「口」で読み取る**からだと聞いたことがあります。「目は口ほどにものを言う」ということわざは日本だけで通用するものなのかもしれません。子ども時代の給食当番や花粉症対策としてマスクが定着していることも無関係ではないでしょう。

そんな目の下に「**クマ**」があったらどう感じますか？　マスクをしていたら、目の周辺くらいしか相手のことを読み取る情報がありません。目の下のクマは疲れて老けて見えますので、暗い印象を与えるのではないでしょうか。

クマは「**黒クマ**」「**茶クマ**」「**青クマ**」の3タイプに大きく分けられます。

まず、加齢や老化によって目の周辺の脂肪が小さくなったり皮膚がたるんだりするのが原因の黒クマ。目の下の筋肉が衰えて目の下の脂肪が垂れ下がり、その下にへこみができて黒く見えるケースもあります。茶クマはシミ同様、紫外線の浴び過ぎや目をこすり過ぎることで色素が沈着したり、化粧品かぶれなどが原因となっています。そして青クマは、目の周りの血流が悪くなり、薄い皮膚を通して滞った血液が透けて見える状態です。

老化による筋肉の衰え、色素沈着、血流の悪化は、どれも肝臓の機能低下に関係しています。つまり、**肝臓を元気にすると目の下のクマは改善できる**のです。

特に青クマは、加齢で肝機能が衰えがちな中高年だけでなく、まだ肝臓が元気なはずの20代、30代にも現れることもあります。

最近の若い世代はコンピュータやスマホ、ゲームなどの画面を長時間凝視するため、目の周辺に血行不良を起こしている人が増えているようです。**目の周りの皮膚は卵の殻の内側についている薄皮くらいの薄さしかない**ので、肝臓が疲れて血流が悪くなると、酸素不足となり黒っぽくなった血液が透けて見えるのです。

目の周りのマッサージや温めたタオルを当てることで、目の周辺の血流が一時的に回復してクマが薄くなることはありますが、これは手軽な対症療法に過ぎません。

根本的に治したいのなら、肝臓マッサージをすることで全身の血流を改善するのがいいでしょう。

「目」には肝臓の調子が反映されている!

夜に寝る直前までスマホをいじったりしていると、**目のピントを調節する毛様体筋**という筋肉が疲れたり凝ったりします。目が回復するためには栄養や酸素が必要となることから、血流が非常に重要となるのです。

漢方や鍼灸医学では、**「目と肝はつながっている」**と考えられています。漢方での**「肝」**の概念と、臓器としての「肝臓」はイコールではないものの、「肝」の働きとして考えられている**「全身の血流量を調節する」「血液を貯蔵する」**という機能は肝臓が担っています。

実際に、目は肝臓の影響を受けやすい器官だと考えられています。毛細血管がびっしりと張り巡らされている目は、多くの血液を必要とするからです。

お酒を飲み過ぎて、アルコールの分解で肝臓が酷使されて肝臓の働きが弱ってくると、肝臓の解毒作用が低下するうえに血液の流れが悪くなって目に栄養が届きにくくなります。その結果、目の疲れやかすみ、目の奥の痛み、充血のほか、物が二重に見えたり、まぶたがピクピク痙攣（けいれん）するなどの症状が現れることがあります。

また、肝臓は目の機能を調節するホルモンを分泌しています。そのため、肝臓の調子が悪くなると、視力が低下したり夜盲症などになってしまうことも。**「目は口ほどにものを言う」**の言葉通り、目には肝臓の調子が反映されると考えてもいいでしょう。

結局のところ、ストレスや睡眠不足、栄養不足などに原因が求められますが、生活習慣を改善したら治るというものではありません。

根本的に治したいのなら、やはり肝臓からの血流を良くすることが重要となります。

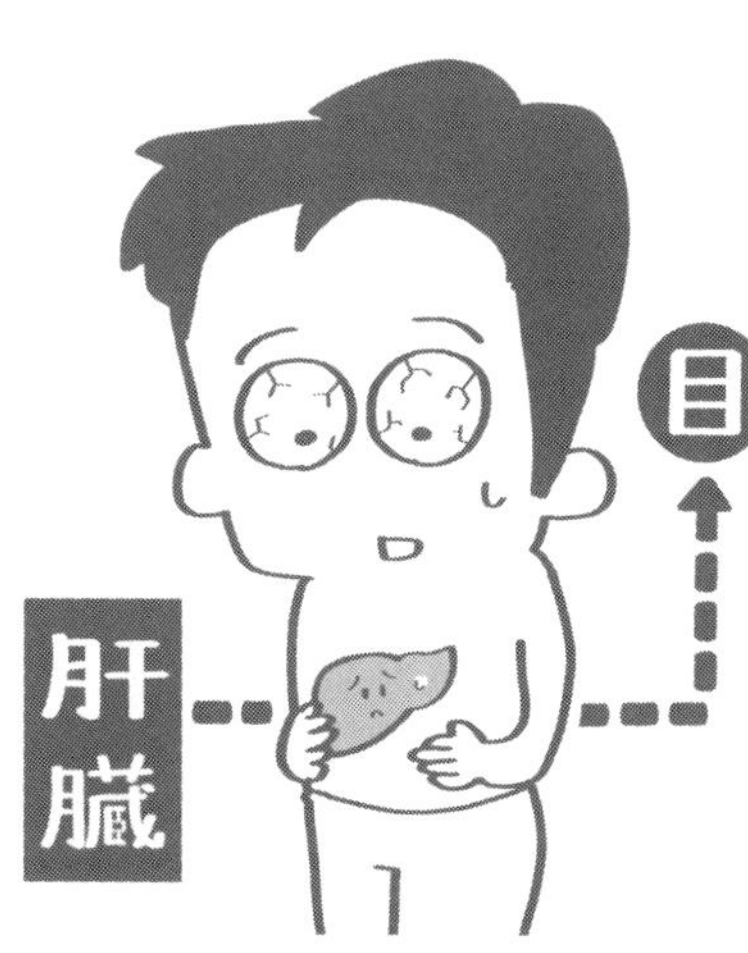

耳鳴りやめまいもストレスで疲れた肝臓のせいだった！

「**心臓を動かそう**」「**腸を動かそう**」と意識して内臓や各器官を動かしている人はいません。内臓などは自分の意思とは無関係に「**自律神経**」にコントロールされているからです。

自律神経には、覚醒時や活動時に働く「**交感神経**」と、睡眠時や休息時に働く「**副交感神経**」の2つがあって、それぞれがバランスを取りながら働いています。自動車のアクセルとブレーキの関係にもたとえられます。

このバランスがストレスなどによって乱れると、体にさまざまな不調や不具合が現れます。その中でも「**耳鳴り**」**は、ストレスによって交感神経が優位になって起こる症状**の1つとされています。

心理的、肉体的なストレスが加わると自律神経によってコントロールされている肝臓の働きも低下し、それがまたストレスとなって耳鳴りという症状になるケースも考えられます。耳鳴りと肝臓、一見関係なさそうですが、実は深い関係があったのです。

例えば、深夜にお酒を飲んだり食事をしたりすると、本来は肝臓の仕事が少ない時間帯でも肝臓は一生懸命に働き始めます。するとアクセル役の交感神経が優位になり、自律神経のバランスが乱れます。この神経の乱れが耳鳴りを引き起こしているのです。

まったくストレスのない生活を送るのは現代社会では不可能ですが、肝臓を元気にすることでストレスに対する抵抗力をつければ、耳鳴りの予防・改善につながります。

また、**めまいの直接的な原因の1つとして「脳の酸素不足」**が考えられます。脳は肝臓から送られてくる酸素や栄養たっぷりの血液を待っていますが、肝臓でトラブルが起こると血液がなかなか届かないことから脳が虚血状態になり、めまいを引き起こすのです。

私の鍼灸院に、**「耳鳴りやめまいを治してほしい」**とやって来る方はほとんどいませんが、ひざや腰の治療時に耳鳴りやめまい、頭痛などの悩みを訴える患者さんは多くいます。そこで第3章で紹介する**「肝臓マッサージ」**をオススメするのですが、数日のうちに症状が改善したと報告してくれる患者さんがいかに多いことか。

「病院に行って、わざわざお医者さんに診てもらうほどのことじゃないな」と思われる小さな不調は肝臓マッサージで改善することがあるので、ぜひお試しください。

「中年太り」を解消したいなら、ダイエットする前に肝臓ケアを

「夏が近づいてTシャツ1枚になったとき、鏡に映った自分の豊かなお腹にがく然とした……」という方もいるかもしれませんね。

肥満は、簡単に言ってしまえば、**「摂取エネルギー」**が**「消費エネルギー」**を上回ったときに起こります。ダイエットするためには摂取エネルギー（食べる物のカロリー量）を減らすか、消費エネルギー（運動など）を増やすしかありません。

「若い頃はいくら食べても太らなかったのに」と嘆く方もいることでしょう。若い頃と同じように運動していても太るのは、年を取ると**「基礎代謝量」**が減るからです。

私たちは特に何もしていないときでも、心臓を動かしたり、呼吸をしたり、体温を維持したりと、生きるためにエネルギーを消費しています。これを基礎代謝といいます。いわゆる**「中年太り」**は、基礎代謝量が減っているのに若い頃と同じように食べるために、使われなかったエネルギーが脂肪となってお腹周りなどにたまっていくの

が原因です。

最近のダイエット界では基礎代謝を上げる方法として、大量のエネルギーを消費してくれる「筋肉」に注目が集まり、プロテインを飲んだりジムに通ったりして、筋肉量を増やすダイエットが主流となってきました。

しかし、このダイエット法は実はあまり効果的とは言い切れません。筋肉は多くのエネルギーを消費するといっても、基礎代謝で消費するエネルギーのうちの2割程度に過ぎないからです。

一般成人の基礎代謝の内訳は、**脳が19%、筋肉は18%、腎臓10%、心臓7%、その他19%**となっていますが……**実は肝臓が27%！**　つまり、**体内で一番エネルギーを消費するのが肝臓**なのです！

もしいま中年太りに悩んでいたり、やせやすい体にしたいのであれば、筋トレをするよりも肝臓を元気にするのが効果的ですよ。

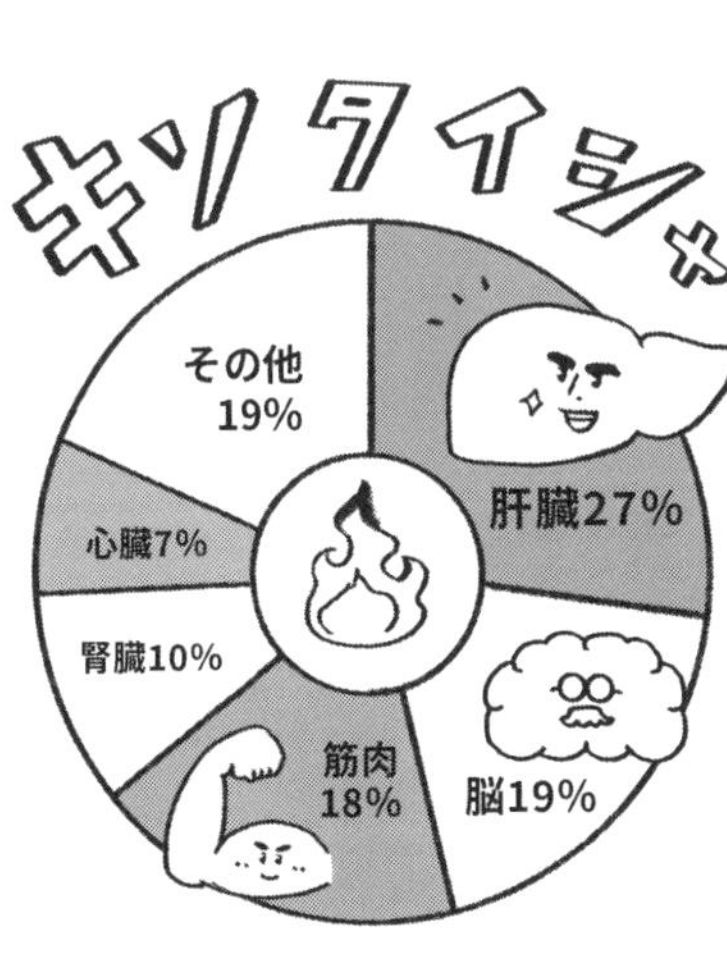

便秘による「ポッコリお腹」も肝臓ケアで改善する

手足は太っているわけではないのに、お腹周りだけが張っているように膨らんでいる**「ポッコリお腹」**。胃下垂や骨盤の歪みの場合もありますが、多くは**「便秘」**か**「内臓脂肪」**が原因となっています。つまり、ポッコリお腹の中にウンチがたまっているのか、あるいは脂肪がたまっているのかのどちらかが疑われます。

便秘といえば女性特有の悩みというイメージがあるようですが、そのようなことはありません。ストレスや運動不足、乱れた食生活、高齢化などに起因して便秘に悩む男性も少なくないのです。ちなみに、便秘とは**「3日以上排便がない状態、または毎日排便があっても残便感がある状態」**（日本内科学会）とされています。

実は、肝臓の主な働きの1つに**「胆汁の生成」**というものがあります。胆汁というのは、摂取した脂肪を消化するために必要な液体で、肝臓で絶えず作られています。作られる量は1日に0・6～1ℓにも達するといいます。

もしもお酒の飲み過ぎなどで肝臓の元気が失われると、胆汁の生成ができなくなり、肉や魚などに含まれる脂肪の分解に支障をきたしてしまいます。そこから起こるのが、**便秘と脂肪の蓄積**なのです。

胆汁は**「天然の便秘薬」**と言われています。胆汁で食べ物の脂肪の分解ができにくくなるということは、ウンチがお腹にたまりやすくなるということ。当然、ポッコリお腹になってしまいます。

そもそも栄養素としての脂肪（脂質）は、体を動かすエネルギーとして働くほか、細胞や皮膚、髪の毛、体内ホルモンなど、体を作る役割も果たしています。ただし、エネルギーとして使われなかった脂質は主に皮下脂肪として蓄えられ、余った脂肪はお腹周りに蓄積することもあり（内臓脂肪）、それがポッコリお腹の原因なのです。

また、体についた脂肪をエネルギーとして使えるように分解するのが**「成長ホルモン」**なのですが、成長ホルモンは睡眠時と空腹時、そして運動時に分泌され、肝臓で行われる代謝を促進しています。便秘の状態では空腹感を感じづらく、成長ホルモンも出にくいので、脂肪の分解ができないためにポッコリお腹につながってしまいます。

肝臓を元気にすれば、**便秘の解消と脂肪の分解のW効果でやせやすくなる**のです！

30歳頃から縮み出す身長。小さくなりたくなければ肝臓をもめ！

会社で行われる健康診断などで「**あれ、昔より背が1センチくらい低くなったな。測り方で少し変わるのかな？**」と疑問を感じたことはないでしょうか。私自身も年々、体が小さくなっているように感じています。

身長が伸びる（骨が成長する）のは成長期が終わる15〜16歳まで。その後、年齢を重ねると、骨に含まれる水分量が減少し、骨が弱くなるために身長は縮んでいきます。また、背骨の骨と骨の間でクッションの役割をしている椎間板の水分量も減ります。さらに筋肉量も減って、背筋が曲がることで身長に影響を与えることもあるのです。

そもそも、背を伸ばす働きをするのは〝身長を伸ばすホルモン〟として知られる**「成長ホルモン」**です。

直前の「ポッコリお腹」の項でも説明したように、成長ホルモンは体についた脂肪をエネルギーとして使える物質に換えていく代謝の働きも担っています。つまり、**成長ホルモンというのは、成長期の子どもたちだけではなく、大人になってからも必要なホルモン**なのです。

成長ホルモンは脳の下垂体から分泌され、肝臓や筋肉などで行われている代謝を促進します。肝臓では、成長ホルモンの作用を促進する「ソマトメジン－C」（ＩＧＦ－1／インスリン様成長因子1）という物質が作られ、これが骨や筋肉を作っています。

患者さんの中には、**「10代のうちからお酒を飲み始めたせいか、身長が伸びなくなった」**という方もいます。法律上も絶対にやってはいけないことですが、それは本当にその通りで、まだ成長段階にある時期にお酒を飲んで肝臓を疲労させると、肝臓から骨や筋肉に成長を働きかけるソマトメジン－Cが産生されなくなってしまい、成長が止まってしまう恐れがあるのです。

大人になればなるほどソマトメジン－Cの値が下がってしまうので、身長が縮むのはある程度自然の摂理といえます。ただし、肝臓をいたわって元気にすれば、体が縮んでいくことにストップをかけられるかもしれません。

筋トレしても筋肉が大きくならない？それ、肝臓に問題があります！

「中年になっても、カッコいい体型を保ちたい」と考えて、ジムに通って筋トレをしている意識の高い人もいることでしょう。でも、いくらプロテインを摂って鍛えても、なかなか筋肉がつかないという人もいるかもしれません。

23年5月17日、私はフジテレビ系『ホンマでっか!?ＴＶ』に出演して、肝臓をいたわって元気にしてあげる〝肝活〟の重要さを全国にお伝えすることができました。

残念ながら放送ではカットされましたが、番組パネラーのＥＸＩＴ兼近大樹さんの**「いくら筋トレしても筋肉が小っちゃいんです。トレーナーの人にも『何をやっても君は筋肉が太くならないね』って言われてるんですよ」**という話から、私は**「肝臓が元気じゃないと筋肉はデカくならないんですよ」**と解説したことを覚えています。

なぜ肝臓が元気ではないと筋肉が大きくならないのか？　それは先述している**「ソマトメジン－Ｃ」**が大きく関係しています。ソマトメジン－Ｃは成長ホルモンの作用によって主に肝臓で作られるホルモンで、成長促進、細胞増殖などを行っています。

兼近さんのように、筋トレをしても筋肉が太くならないという方は、ぜひ肝臓をケアして、ソマトメジン-Cをいっぱい産生するようにしてほしいと思います。

また、ダイエットを目的に筋トレをしている場合も、「基礎代謝の内訳」（43ページ参照）で触れたように、肝臓が代謝の中で一番エネルギーを消費するので、筋肉を鍛えるより肝臓を鍛える**〝肝活〟**をしたほうが効果的です。

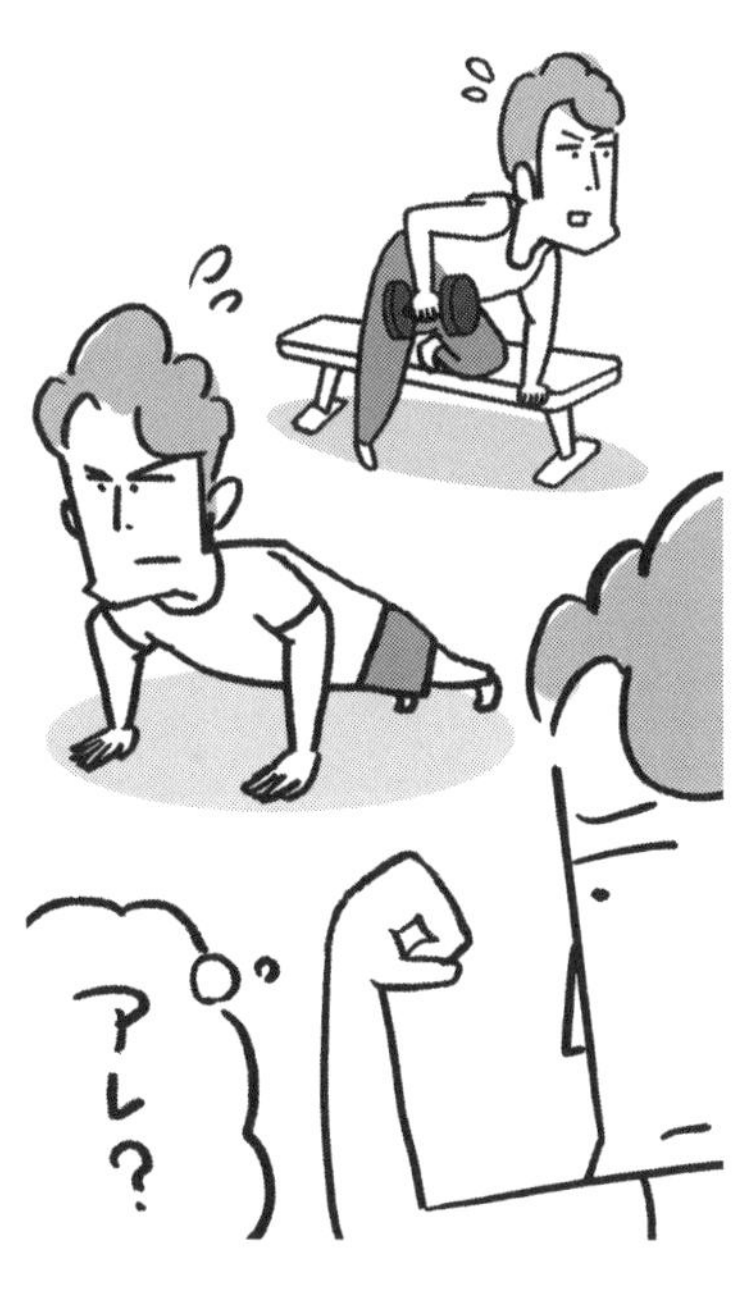

湿布や痛み止め薬に頼る前に肝臓を元気にすることが先決

ケガをしたり、細菌やウイルスに感染したり、スポーツで筋肉を痛めたりすると、その部分は熱を持って腫れ、赤く充血して痛みを感じるようになります。これが**「炎症」**という状態で、感染や外傷からのダメージを防御するための反応です。

炎症時の症状には意味があります。**発熱するのは、免疫細胞である白血球が活動する際に発生する物質が体温調節中枢を刺激し、体温を上げる**からです。それによって、体内に入り込んだウイルスや細菌の増殖を抑えてくれるのです。

腫れや充血は、患部を回復させるために血管が拡張し、血流が増加して水分や血液が集まることで起こります。**炎症部分が痛くなるのは、患部をなるべく動かさないようにする**ため。すべて体から発せられているサインだと考えていいでしょう。炎症が起こっているということは、回復が促進されている状態ともいえます。

炎症が起きた場合、湿布を貼って冷やしたり、痛み止めの薬を塗ったり飲んだりするのが一般的です。勘違いしている人も多いようですが、**湿布や痛み止め薬は炎症や痛みを和らげるものであって、炎症の根本原因を〝治す〟ためのものではありません。**

例えば、痛み止めとして有名な薬「ロキソニン」の説明書にも、**「本剤は、痛みや熱等の原因になっている病気そのものを治療するものではなく、発現している症状を抑えるお薬です」**と明記されています。

日本において、特に熱を持った急性の痛みに対して患部を冷やす**「アイシング」**は効果的とされてきました。しかし、冷やすと血行が低下するため、患部の治癒は進まないとの考えから、スポーツ先進国・アメリカではケガを早く治すためにはアイシングをしなくなっているといいます。いずれにしろ、ケガの回復には血流を促進することが重要なので、ひいては肝臓を元気にすることが大事です。

皮膚や筋肉の不調、もしかしたら内臓の異常を知らせるSOSかも

姿勢が悪いままのデスクワークに加えて運動不足が重なると、腰や肩、首など体のあちこちに**凝り**や**張り**を感じる人もいることでしょう。

もともと**人間の体は首や腰などに負担がかかりやすい構造**になっています。もしも凝りや張りの原因が筋肉疲労や血行不良であれば、もんだり冷やしたりすれば症状は改善するはずです。しかし、マッサージしたり外用鎮痛消炎薬を貼ったりしても、凝りや張りが解消しないという声を私は多くの患者さんから聞いてきました。

慢性的な症状が出るのは、すべてが筋肉や関節の炎症だとは限りません。実は、患部をもむことがまったく無意味なケースもあります。それは、**「内臓体性反射」**を原因とした凝りや張りの場合です。

内臓体性反射とは、内臓の状態が体表面に現れる反射のこと。内臓と皮膚や筋肉の

神経はつながっているので、内臓に異常があると皮膚や筋肉に変化が現れるのです。
例えば、胃腸が弱るとお腹に痛みや張りを感じたり、心臓が不調だと胸が痛くなることがあります。原因がお腹や胸にあるわけではないので、そこをもんでも冷やしても治ることはありません。

内臓の状態が体表面で把握できるのですから、気がつけばすぐに対処できるとも言えます。内臓体性反射は内臓からのＳＯＳ信号だと思って間違いないでしょう。

特に肝臓は内臓の中でも最も血液が多い臓器なので、**肝臓が疲れることで血流が悪くなると、凝りや痛みが現れやすくなります。**

また、ある筋肉に凝りや痛みがあると、その周辺の筋肉を硬くすることで動かないようにして、痛んだ筋肉を休めて修復しようとします。これを**「防御性収縮」**といいます。

その間、血液から酸素や栄養を痛んだ筋肉に送り届けることで修復作業が行われています。この状態にあるときに、私たちは凝りや張りを感じるのです。

インナーマッスルの不具合は血流をアップして改善せよ

筋肉の凝りや張りを感じたら、まずは**「もむ」**という人がほとんどでしょう。痛みや凝りの原因になっている筋肉を直接マッサージできれば、筋肉の血流を回復させ、痛みや凝りを緩和させることは可能となります。

しかし、不具合を起こしている筋肉が体表に近いとは限りません。実は、筋肉というのはミルフィーユのように層を成していて、**深いところにある筋肉（深層筋／インナーマッスル）**にはさわれないものも数多くあります。体の深部にある筋肉に凝りや張りが発生している場合はマッサージで血流を改善することができません。

つまり、体表に近い筋肉の部分をもんだり、鎮痛消炎剤を貼ったり塗ったりしても、あまり意味はないのです。

では、どうしたらいいのか？　外側からもんで治せないのであれば、内部から治していくしかありません。

そもそも**筋肉の凝りと張りの違い**をおわかりでしょうか？　**凝りとは筋肉が収縮し**

て凝り固まって緩めることができなくなった状態、張りとは筋肉が伸ばされた状態で固まって、縮ませることができない状態をいいます。

　ともに筋肉の毛細血管が圧迫されて血流が悪くなるために酸素や栄養が筋肉に届きにくくなり、疲労物質が筋肉にたまっていきます。すると筋肉はさらに硬くなり、血行も悪くなって疲労物質が筋肉にたまって……と、どんどん悪循環にハマっていくのです。

　そうならないためには、筋肉への血流を良くしていくのが一番です。深部にある筋肉へのアプローチとして有効だと考えられているものの１つに鍼治療があります。

　鍼の効果は完全に解明されたわけではありませんが、鍼で筋肉に小さな傷をつけることによって、そこを修復しようと酸素や栄養を血液が運んでくれるため、不調の原因まで一緒に治してしまうと考えられています。

　ただし、鍼灸院で診てもらわなくても、肝臓を元気にすることで凝りや張りは改善します。**肝臓が元気になれば全身の血流が改善し、マッサージできない深層筋にたまった老廃物や疲労物質を筋肉外にスムーズに排出できる**ようになります。

　痛み止めの薬などは、肝臓が薬の成分を分解するときに負担がかかるのでＮＧです。

酒飲みのケガ、傷の治りが遅いのは肝臓を酷使しているから

私の治療院に訪れる患者さんの中には、「最近、ケガが治りにくくなったな」とこぼす方も多くいらっしゃいます。

そこで、私が「**お酒、飲み過ぎてませんか？**」と聞くと、「え、どうしてわかるんですか？」と驚かれることもしばしばです。

病気やケガの組織を修復する材料は、**「代謝」**によって作り出しています。物質の合成や分解、エネルギーの生成や消費などに関わる代謝が正常に行われることで、治癒力も正常に発揮されます。こうした**代謝を行う臓器が肝臓であり、代謝によって作られた栄養を患部に送り届けるのも肝臓**です。

「ケガが治りにくくなった」という患者さんの多くはお酒飲みで、**肝臓はアルコール分解に大忙し、病気やケガの回復は後回し**——という状況に陥っています。

クルマをぶつけてバンパーを壊したので、部品を買って修理しようと思っても、コ

ロナ禍で中国の工場がストップして部品が手に入らないので直せないまま……というようなイメージでしょうか。とにかく、ケガや病気の回復にも肝臓は大きく関わっているのです。

ちなみに、**お酒飲みの人には腰痛持ちが多い**というのはご存じでしょうか？　お酒を飲むとアルコール分解で肝臓が酷使されるために肝臓の調子が悪くなり、**「ヘパリン」**という物質が作られなくなることが影響しています。

ヘパリンの「ヘパ」とはギリシャ語で肝臓のこと。栄養ドリンク「ヘパリーゼ」の商品名の由来にもなっています。

肝臓で生成されるヘパリンは血液を固まりにくくして、血流を良くする物質です。肝臓の調子が落ちてヘパリンの生成が少なくなると、血流が悪くなって筋肉に血液が行かなくなってしまい、体のあちこちに不具合が起きてしまう可能性が出てきます。

また、**肝臓が疲れたときに顕著に現れるのが「右肩だけが凝る」という症状**です。肝臓と神経がつながっている右の大胸筋が肝臓の疲れによって刺激を受け、それが右肩の筋肉の負担となるからです。これは、先述している内臓体性反射の１つです。

整形外科的には「異常なし」の症状にも肝臓ケアが◎

私の鍼灸院には、腰や肩などに痛みを感じているのに、病院で「異常なし」と言われて困っている方が来ることがあります。レントゲンを撮って診てもらっても、悪いところは見つからないので、湿布や痛み止めの薬が処方されるだけです。

湿布や痛み止めは痛みを軽減させてはくれますが、根本治療にはつながらないことはすでに述べた通りです。痛い部分をもんだりしても治ることはありません。

結局、痛みはぶり返しますから、再び病院に行くと、レントゲンでは写らない筋肉や神経、じん帯、腱などが不調の原因だと疑われ、痛みを抑える注射を打ったり、ひどい場合は外科的手術になることがあります。

一方で私たち鍼灸院は、西洋医学とは違ったアプローチをして痛みの根本原因を探り、鍼や灸を用いて完治を目指します。

痛みを軽減させることなら、鍼や灸を使わなくても、肝臓を元気にして血流を良く

することで可能となります。コンドロイチンやグルコサミンなどのサプリメントに頼る前に、肝臓を元気にしてしまえばいいのです。**血液の流れを良くして、痛みの物質を滞留させない**ことが肝要です。

首痛や肩凝りは、表層のさわれる筋肉であればマッサージで血流を改善できますが、深部の筋肉の場合は肝臓の機能を高めて、全身の血液の流れを良くしなければいけません。

四十肩や五十肩についてははっきりした原因はわかっていませんが、肝臓を元気にして血流を良くすることで筋力や柔軟性が向上するので、可動域の低下や痛みなどが改善されるはずです。

腰痛も、腸腰筋や腹横筋といった深層筋に問題が発生しているので、表層のマッサージは無意味。やはり肝臓の働きを高めて血行を良くすることが重要です。股関節痛や坐骨神経痛、ヘルニアに対しても、まったく同様のことが当てはまります。

痛みのある部位をお子さんやパートナーにマッサージしてもらっても、気持ちはいいけれど、腰痛などの痛みが改善することはありませんよ。

慢性的なひざ関節の痛みも肝臓ケアで軽減できる！

人間にとって、**歯と骨というのは大事な「資産」**です。永久歯は抜けてしまうと二度と生えてこない、かけがえのないものです。また、折れた骨はくっついても、関節内で軟骨がすり減ってしまうと元には戻りません。

年を取っても自由に歩き回るために、特にひざの関節の軟骨は大事にしたいものです。実は、日常的な歩行やちょっとした運動によって、関節内の軟骨組織は少しずつ擦り減っていきます。といっても、擦り減る一方ではなく、日々ある程度は修復されているのです。その軟骨細胞に栄養を供給して元気にしているのが**「関節液」**という液体です。

ひざをケガした人から**「ひざに水がたまる」**という話を聞いたことはないでしょうか。この水の正体こそ関節液で、ひざ関節が正常であればわずかな量しか存在しません。**関節液は、関節内で潤滑油の役割と、軟骨組織に栄養を届ける役割**を果たしているのです。

残念なことに、加齢とともに軟骨の擦り減りに対して修復が間に合わなくなり、最終的には軟骨がなくなってしまいます。そうなるともも の骨とすねの骨が直接当たるようになり、強い痛みが出てきます。骨が削れてトゲのようなものができたり、小さな穴が開いたり、変形が進んでO脚やX脚になってしまうケースもあります。

とはいえ、年を取ったら全員が全員、歩けなくなるわけではありません。普段の生活から体重増加に気を遣ったり、ウォーキングなどの運動を継続的に行っていたり、太ももの筋肉を鍛えたりなど、ひざに負担がかからないような生活を送っていれば、軟骨の擦り減りはどんどん先送りできます。

もう1つの方法が、肝臓を元気にすること！　肝臓が弱ってしまうと、先述のソマトメジン-Cが減るために筋肉が細くなって、関節が体重を支え切れずに軟骨の擦り減りを加速する恐れが出てきます。**ひざ痛がある場合、肝臓の機能を高めて血流を改善すれば、ひざを支える筋肉のバランスが取れ、ひざが安定して痛みも軽減します。**

年を取っても杖や歩行器に頼らず出かけたいなら……肝臓を大事にしましょう！

最近、真夜中のトイレが増えてきた――肝臓の機能ダウンの症状かも

年齢を重ねるごとに、夜にオシッコで目が覚めるようになってきたというのであれば、「肝臓の疲れ」を疑ってみるべきです。

ネットなどで**頻尿**の原因を調べてみても、**膀胱の過活動**（膀胱に尿が十分にたまっていないのに、膀胱が収縮して急にオシッコがしたくなって我慢できなくなる病気）、水分の多量摂取などによる**多尿**、前立腺肥大症などによる**排尿障害**、**尿路感染症**のほか、心因的要因やストレスなどが挙げられていますが、「肝臓」が原因だとは書かれていません。

確かに、頻尿と肝臓には直接的な関連があるわけではありません。しかし、肝臓が疲れると、全身の隅々まで血液を回せなくなってしまいます。すると血液は、生命活動に重要な上半身の内臓の周りばかりを回ることになるので、**腎臓に血液がいっぱい**

行くようになり、オシッコがたまったと膀胱が勘違いしてしまいます。それが肝臓の疲れによる頻尿の正体です。

また、肝臓の疲れなどという程度ではなく、肝臓の病気で頻尿の症状が現れることもあるので要注意です。例えば、慢性的に肝炎や肝障害が進行して、文字通り〝肝臓が硬く変わる〟**肝硬変になり肝臓の機能が低下して、体内の水分量が調節できなくなる場合も、その症状の１つとして、頻尿になってしまうことがある**のです。頻尿の原因として挙げた「尿路感染症」も、肝臓の病気によって起こることがあります。

肝機能が低下すると、尿が濃くなって褐色になることもあります。これは、古くなった赤血球を肝臓が分解する過程で作られる**「ビリルビン」**という黄色や緑色をした物質の影響によるもの。通常なら便に含まれて排せつされるのですが、肝臓が元気でなくなるとビリルビンが腸に行かずに血管に漏れ出し、尿に色がついて排せつされてしまうのです。

食欲が低下したり、お酒を美味しく感じなくなったりしたときに、オシッコの色が濃くなっているようだったら、肝臓が疲れているのかもしれませんよ！

老化だけのせいではない「物忘れ」。肝臓も関わっている？

誰しもが年を取ってボケたくないと思っているはずですが、加齢に伴って記憶力は低下する傾向にあります。その原因は、脳の神経細胞が減少して、神経細胞と神経細胞の間の接合部位である**「シナプス」の伝達が鈍くなる**からだと考えられています。さらに、**脳の血流量が減少する**こと、**脳の代謝が低下する**ことも大きく影響します。

私の患者さんの中にも、予約の時間に来ないのでどうしたのかなと心配していると、予約していたこと自体をすっかり忘れていたという方もけっこういらっしゃいます。テレビを観ていて、**「俳優の顔はわかるけど、名前が出てこない」「最近、物忘れをするようになった」**ということが出てきたら、肝臓の疲れに要注意です。

物忘れになぜ肝臓が関係しているのか？　**脳と肝臓は血液によって直接つながっていて、どちらかに異常があると、もう1つの臓器に影響が出る**ことがあるのです。

肝臓が疲れると全身の血液配分がうまくいかなくなり、脳に送られる酸素や栄養が不足します。すると脳の働きが悪くなって、物忘れにつながっていきます。

肝臓の機能がひどく低下したときに発症の危険が高まる重大な病気の1つに**「肝性脳症」**があります。肝性脳症は、肝臓の働きの1つである解毒作用が低下して、正常な肝臓であれば代謝されるはずのアンモニアなどの有害物質が脳に入ることで起こります。

肝性脳症になると、時間や場所がわからなくなったり、文字が書けなくなったり、性格が急変したりします。また、腕を伸ばしたり手を広げたりしたときに、手関節や手指が不規則に震えて羽ばたくように見える**「羽ばたき振戦（しんせん）」**と呼ばれる症状が現れることも。悪化すると昏睡状態に陥り、死に至る場合もあるといいますから、肝臓の負担を減らし、脳に酸素や栄養を十分に送れるようにして、肝臓には元気良く働いてもらいたいものです。

ところで最近、糖質を制限することで体脂肪を燃やすダイエットが人気ですが、脂肪が分解されてできるエネルギーが**「ケトン体」**という物質。この**ケトン体は脳のエネルギー源にもなり、アルツハイマー病の予防や、進行を遅くする働きがある**と注目されています。ケトン体は肝臓の代謝作用によって作られるので、肝臓を元気にすることでアルツハイマー病の予防効果も期待できるというわけです。

「冷えは万病の元」――肝臓を元気にすると「万病が治る」

「冷え性」という女性だけの悩みだと思いがちですが、男性でも**加齢による筋肉量や基礎代謝の低下で冷え性になる**ケースが見られます。血行が悪くなって手足などの末端が冷たくなるのは同じですが、男性の場合は腰痛や肩凝り、頻尿などから気づくことがよくあるようです。

「冷え性なんて、手足が冷たくなるだけでしょ」と軽く見ていないでしょうか。冷え性は血行が悪くなっているSOSサインです。血流が滞ると酸素や栄養が体に行き届かなくなってしまううえに、老廃物も排出されなくなることは再三申し上げてきた通りです。そのため、冷え性になるとさまざまな不調を招きやすくなります。つまり、**冷え性は万病の元**だと言ってもいいのではないでしょうか。

そもそも体温は、主に筋肉の活動と体内での代謝、そして食べ物を消化するときに発生する熱が元となっています。その熱で温められた血液が血管を通じて全身を巡ることから体中が温まるという仕組みになっているので、内臓の温度は体表面温度より1～2度高い37～38度ぐらいが適しているといわれています。

人間の臓器の中で一番温度の高いのは、絶え間なくドッキンドッキンと動いて血液を送り出している心臓でしょうか、それともエネルギーをたくさん必要とする脳でしょうか？

正解は、血液が集まる肝臓！　**他の臓器より5度ほど高い41度以上ある**といいます。心臓は40度くらい、脳は体温より1度くらい高い38度前後で、活動状況によって1日のうちに約1度変化します。

この**内臓温度が1度低くなるだけで基礎代謝が約12％も低くなる**といいます。摂取したエネルギーの1割以上が消費されない状態になるのですから、**冷え性は肥満の原因**にもなります。内臓温度が37度よりも低くなると、手足が冷たくなるのはもちろん、内臓の動きも悪くなって、**便秘**や**消化不良**などの症状が出てくることも。

冷え性を解消するためには、全身への血液の流れを良くして体温を上げることが有効です。そのためには、肝臓を温めることが重要です！

飲むと顔が赤くなる、悪酔いするなら肝臓に要注意

「お酒を飲むと顔が真っ赤になるのが恥ずかしい」と言う人もいます。これは、アルコールを無害な物質へと分解する酵素（ＡＬＤＨ２／２型アルデヒド脱水素酵素）の働きが弱かったり、そもそもこの酵素を持たなかったりするために起こる反応です。日本人を含む東アジアの人々の約36％が、この酵素の活性が弱い遺伝子型を持っているといいます。つまり、**4割近くの人が遺伝的にお酒に弱い体質**だということ。意外と多いですよね。

体内に入ったアルコールは肝臓に集められ、まず**アセトアルデヒド**という毒性物質に分解されます。アセトアルデヒドは、さらに無害な**酢酸**に変化し、最終的には**水（尿）**と**二酸化炭素（呼気）**となって体外に排出されます。

肝臓がアセトアルデヒドを処理できない状態にあるときに、顔が赤くなります。アセトアルデヒドを処理しきれていないと、悪酔いや二日酔いを招いてしまいます。

これまで飲んでも全然顔が赤くならなかった人でも、加齢による肝機能の低下によってアセトアルデヒドが分解されにくくなり、顔が赤くなりやすくなる場合もあります。

体や肝臓が疲れているときや、抗生物質や解熱鎮痛薬などの薬をたくさん飲んでいるときなども顔が赤くなることもあり、その日の体調が顔に現れると考えてもいいでしょう。また、**手がまだらに赤くなったりするのも、肝機能の低下**によって起きますので、肝臓が弱っている可能性が高いです。

アルコール分解時の副産物であるアセトアルデヒドは毒性物質であることはすでに述べていますが、お酒を飲み過ぎるとアセトアルデヒドの分解が追いつかなくなってしまい、体内に蓄積されてしまいます。そして、それが細胞を傷つけたり、病気やガンの原因になる恐れがあるといいます。

お酒を飲むと顔が赤くなりやすい方は、肝臓をいたわる必要がありますよ！

イライラして怒りっぽくなる、眉間のシワも肝臓に関連が！

「なんか最近、ちょっとしたことでイライラするようになったかも……」

落ち着いて振り返ってみると、そこまで感情的になる必要のない場面でもキレてしまった……という自覚がある場合、**「肝臓の疲労」**のせいかもしれません。

イライラする原因というのは、ストレスや疲労、睡眠不足、栄養不足、ホルモンバランスの乱れなどが考えられます。もしかしたら病気や置かれた環境、生まれ持った性格のせいかもしれません。

イライラの原因として、**「栄養不足」**が挙げられているのを不思議に思った方もいるでしょう。どういうことかというと、体の各臓器や器官に必要なだけの栄養が行き渡らなくなると機能が低下し、**「もっと栄養を送って！」**と要求してくることでイライラするのです。

そうした栄養を血液に乗せて全身に分配しているのが肝臓です。肝臓が疲れた**「疲労肝」**の状態になると、この分配能力が低下して、イラッとしがちになります。

疲労肝の人は自律神経が乱れ、体を緊張させる**「交感神経」**が優位となり、リラックスしづらい状態になります。常に戦闘態勢を取っているのと変わりないため、体が疲れていても脳の興奮が夜まで続き、**「なかなか寝つけない」「夜中に目が覚めて熟睡できない」**といった不眠の症状に悩まされる人も少なくありません。

不眠を**「寝酒」**で何とかしようとしている人もいますが、これは逆効果！　最近の研究から、寝る前のアルコールは少量であっても睡眠を妨害することがわかっています。実は、少量のアルコールでも脳が興奮して交感神経が優位になること、そしてアルコールを分解するために睡眠中も肝臓が働くことで交感神経が優位になり、眠りを妨げるのです。

また、イライラしていると無意識のうちに眉間にシワが寄ってしまいますが、**眉間にできる縦に深く長いシワは肝臓の状態が良くない**ことを示すといわれています。脂肪の多い食事が続いたりして、肝臓が腫れたり、硬くなりかけている疑いがあります。

肝臓を適切にケアすると、肝臓の機能が改善して、精神的にもイライラが少なくなり、眉間にシワも寄りにくくなります。まずは肝臓を元気にして、失敗や心配、不安をいつまでも引きずらないことが大切です。

朝に歯磨きをしているときに「おえっ！」とくる理由

朝起きて、歯を磨こうと歯ブラシを口に入れた瞬間、「おえっ」とえずくことはないでしょうか。

この現象は**「嘔吐反射」**と呼ばれるもので、ノドの奥に異物を感じると、異物が食道へ入らないようにするために起こる生理的な反射です。異物がいつまでもノドのところにあったら呼吸ができませんし、万が一、肺に入ってしまったら誤嚥性肺炎の危険も出てきますので、そうならないようにもともと備わっている防御反応だといえるでしょう。

正常な反応だとはいえ、飲み過ぎた翌日の朝などに特に「おえっ」とくると感じている人も多いのではないでしょうか。それにはいくつか理由があります。

お酒をいっぱい飲むと、肝臓はアルコールを分解するために大量の水を必要とします。一方で**アルコールには非常に強い利尿作用**があり、飲酒によって水分が体の外に排出されやすくなります。特に**ビールを１ℓ飲むと、体からは１・１ℓの水分が失われる**といわれていますから、飲めば飲むほど体内の水分量が不足していくわけです。

また、お酒の過剰摂取を続けていくと、次第に身体機能が低下していき、口腔衛生の状態の悪化を招き、唾液分泌の異常なども起こりやすくなります。

二日酔いになるほど飲んだ次の日はノドがカラカラで、口内で潤滑油的な役割を果たす唾液の量も少なくなるために、歯ブラシの刺激がノドの奥に伝わりやすくなると考えられます。

お酒が好きな人は、飲酒中にお水を飲んだり、ご飯をしっかり食べたりするのを嫌がりますが、空きっ腹にガブガブお酒を飲むのはいいことが何もありません。痛風の予防のためにも、**「お酒を１杯飲んだら１杯のお水」**を心がけ、寝ている間に肝臓がアルコールをちゃんと分解してくれるように、**「寝る前にも１杯のお水」**を忘れずに。翌日の朝、歯磨きでのえずきも少なくなるはずです。

悪循環を引き起こすドロドロ血液は肝臓の大敵

「血液をサラサラにしましょう」
「ドロドロ血液は体に良くない」

健康本やテレビ番組などによく取り上げられるフレーズなので、耳にしたことがある人もいるでしょう。

血液は、人間の体のすべての細胞に酸素や栄養、ホルモンを送り届けるとともに、不要になった二酸化炭素と老廃物を運び出します。そして、「冷え性」の項でも触れているように、血液が血管を通じて全身を巡ることで体温調節をする働きも担っています。

血流で大切なのは太い動脈や静脈だけではなく、「毛細血管」といわれる、とても細い血管だそうです。**血液が毛細血管の中をスムーズに流れるためには、「サラサラ**

血液」であることが大切なんですね。

一方で、不健康な血液は**「ドロドロ血液」**。お酒の飲み過ぎや喫煙、ストレス、過労、睡眠不足、食品添加物、紫外線の浴び過ぎなどで、過剰に生じると細胞を傷つけてしまう**「活性酸素」**が血液中に発生します。すると、**血液中の白血球同士がくっつき、血小板もダンゴ状態になるため、毛細血管を通りにくいネバネバした血液**になってしまうのです。

当然、ドロドロ血液だと流れが悪くなるので、細胞に酸素や栄養が届きにくくなり、体の各部位にさまざまな不具合、不調が発生し、老化のスピードも高まります。

ドロドロ血液が肝臓に入ってくると肝臓の働きが悪くなり、詰まった白血球から活性酸素が大量に発生し、血流がさらに滞って肝臓の働きも悪くなる――という悪循環が起こります。

体の不調、不具合を呼び込むドロドロ血液を発生させないためには、肝臓の働きを高めて血液の流れをスムーズにすることが大切です。

肝臓が元気なら、飲んだ翌朝もスッキリ起きられる

あまりお酒が飲めないのに、付き合いで飲まなければいけないという方もいるのではないでしょうか。肝臓エキス配合の健康サポート飲料やウコンドリンクを飲んで対策をしても、飲んだ次の日は起きるのがツラいという方もいるかもしれません。

せっかく楽しく飲んでストレスを発散したのに、二日酔いとまではいかなくても、翌朝に体が重くてスッキリしなかったり、頭が重かったり、ダルかったりしては台無しですね。こうしたケースでは**「アルコール性疲労」**が考えられます。

体内に取り込まれたアルコールが肝臓で代謝されるときに、肝臓内に**NADH**という物質が増加します。増え過ぎたNADHは細胞内でエネルギーを作り出す**ミトコンドリア**の働きを悪化させ、脳のエネルギーとなる**糖**や**ケトン体**を作り出す働きを邪魔します。そのため、**本来は脳に送られるはずのエネルギーが供給されず、アルコール性の疲労が引き起こされる**と考えられます。つまり、アルコールが肝臓の働きに悪影響を及ぼして、脳へのエネルギー供給が不十分となることで、頭痛やダルさ、疲労を

感じてしまうのです。

タバコは**「一利百害」**――吸ってリラックスできる以外は害だといわれますが、お酒は**「百利百害」**といわれます。飲み方によっては利益しか出ないし、飲み方が悪いと全部害になるというわけです。

「酒は百薬の長」という言い方もされてきて、酒飲みは**「適量なら体にいい」**という言い訳をしてきましたが、最近アメリカでは**「酒はどんなに少量でも健康を破壊する」**との研究報告が相次いでいます。アルコール分解物質がＤＮＡを傷つけ、ガンを誘発するとまで言われているのです。

健康を考えればお酒を飲まないに越したことはないのですが、どうしても飲まなければいけない場面もありますし、仕事終わりの一杯や晩酌はやめられないという人もいるでしょう。毒性・依存性のあるアルコールと上手に付き合っていくためには、必ず**「休肝日」**を設けて、肝臓を元気にしていくことが重要です。

このようなケアを怠って、肝臓が病気になってしまったりしたら、もう二度とお酒を飲めない体になってしまうかもしれないのです。

そうならないためにも、肝臓をもみましょう！

肝臓の機能低下が女性の体に与える影響

ここまで主に酒飲みの男性向けに書いてきましたが、パートナーやガールフレンドにも役に立つ情報をお知らせしましょう。

実は、指先が曲がらなかったり、腕が痛くなったりする**「腱鞘炎」**は女性にとても多い症状だということをご存じでしょうか？　特に手を酷使するようなことはしていないのに腱鞘炎になったのなら、**女性ホルモン（エストロゲン）のバランスの崩れ**が疑われます。主に卵巣から分泌されるエストロゲンは、女性らしい丸みを帯びた体つきを作り、乳房の成長や子宮、膣の発育などにも関わっているホルモンです。

それ以外にも、**エストロゲンは腱や腱鞘、神経の周りにある滑膜という部分の炎症を抑えて、腱の動きの滑らかさを保つ**作用があります。そのため、出産後や排卵時、月経前、あるいは更年期など、エストロゲンが減少するときに腱や腱鞘が腫れて、肝臓が疲れていて血流が悪い場合だと腱鞘炎を発症・悪化しやすくなります。

また、エストロゲンが脂質の代謝に深く関わっていることがわかっており、更年期で**エストロゲンが減少すると脂質代謝機能が衰えて肝臓に負担がかかる**ことで、飲酒の習慣がなくても、肝臓、胆道の臓器障害を判断する**γ**（ガンマ）**-ＧＴＰ**数値が上昇したり、血液中の**ＬＤＬコレステロール**（悪玉コレステロール）や**トリグリセライド**（中性脂肪）が急増することがあります。

　生理のときに腰が痛くなるという女性も多いかと思いますが、それは赤ちゃんを産む準備をするホルモンが血管を収縮させる作用があるからです。肝臓が元気ではないと、骨や筋肉を作っているソマトメジン-Ｃも作られなくなって、筋肉が弱くなることからも腰痛の可能性が高まります。子宮の周りの血流を良くするには肝臓マッサージがオススメ！

　それから、**女性の肝臓が弱くなっていると、夜の営みをしようとしても〝濡れない〟ということが起きる**かもしれません。肝臓が元気であれば膣液も正常に分泌されて、**〝乾く〟**ことはないはずです。女性も飲み過ぎには十分注意しましょう。

　ちなみに、お酒の飲み過ぎは男性の生殖能力にも影響を及ぼします。飲酒量が増えると男性でもエストロゲンが増加し、精子が作られづらくなり、不妊の原因になる可能性も指摘されています。

ドクターズEYE①

本書の監修を務める医師・青木晃です。私はアンチエイジング医学を専門としています。いつまでも若々しくいるためには、体の隅々に酸素と栄養を送る「血流」が重要で、それを支える「肝臓」が大切だということは間違いありません。

その肝臓の大敵となるのが、言うまでもなくアルコールです。

「酒は百薬の長」などと、長らくお酒好きの人の言い訳に使われてきましたが、最近では「少量の飲酒でも害がある」という報告が世界中で相次いでいます。

アルコールは「毒」です。それを解毒する役割を担っているのが肝臓なので、お酒を飲むことは肝臓を酷使していることと同意語だといえるでしょう。

肝臓のことだけを考えれば、医師の立場からは「お酒はやめなさい」と言うべきなのかもしれませんが、何せ私はワインスクール校長も務める、日本唯一の〝ドクターソムリエ〟でもあります。お酒には人生を豊かにするという重要な役割もあることはよく理解しています。

ごく当たり前の結論ですが、肝臓をいたわってお酒は適量で楽しんでください。

第2章

文句も言わず24時間働く総合化学工場「肝臓」の正体

数ある内臓の中でも唯一「もめる臓器」の肝臓

前章では、日常の気になる症状と肝臓の関わりについて述べてきましたが、この章ではもう少し詳しく肝臓の機能について見ていきましょう。

まず、肝臓がどこにあるのかおわかりでしょうか？　肝臓は**「沈黙の臓器」**といわれるだけあって、普段は存在感がありませんし、自己主張することなく黙々と働いています。左の脇腹を押さえた方は、残念ながら不正解！（84ページの図参照）

格闘技に詳しい方なら、**「レバーブロー」**や**「三日月蹴り」**という技の名前を聞いたことがあるはずです。相手の右の脇腹を狙った攻撃で、まともに喰らうとあまりの痛さに悶絶、一発で戦意喪失してしまいかねない必殺技です。

なぜ右の脇腹なのかというと……そこには肝臓（レバー）があるから！　ただし、肝臓自体に痛覚があるわけではありません。肝臓を囲っている筋膜に神経が無数に通っているため、このあたりに強い衝撃を受けると肝臓に大量の血液が集まって滞り、体中に酸素が行かなくなるために呼吸ができなくなってしまうのです。それはまさに地獄の苦しみだと聞きます。

ちょっと打たれるだけでも肝臓にダメージが及ぶということは、骨や筋肉で守られていないことを意味します。つまり、数ある内臓の中でも、肝臓は**「もむことのできる内臓」**であることに私は気がつき、**「肝臓マッサージ」**を編み出したのです。

前章では、筋肉でももめるものともめないものがあることをお話ししましたが、肝臓は肋骨の下に少しはみ出していて触診ができます。筋肉も脂肪もつきにくい場所なので、腸や腎臓とは違い、皮膚を通してさわることのできる唯一の内臓なのです。

さわったりもんだりできたりするということは、自分である程度はコントロールできる臓器だということもできます。自分でメンテナンスできるように、神様が肋骨からはみ出るくらい大きく作ってくれたのかなと思っているくらいです。

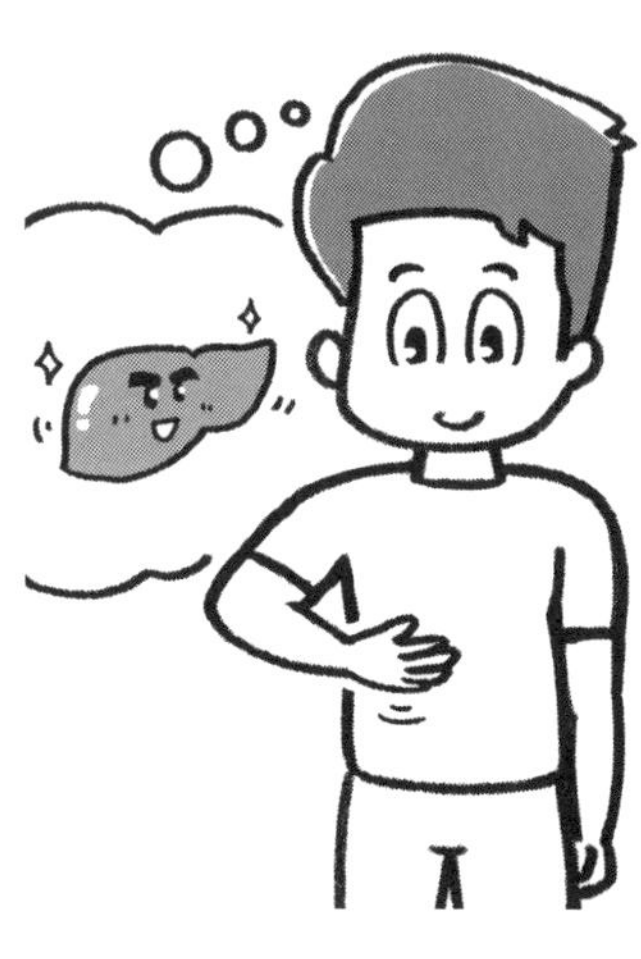

肝臓の位置と周辺の臓器

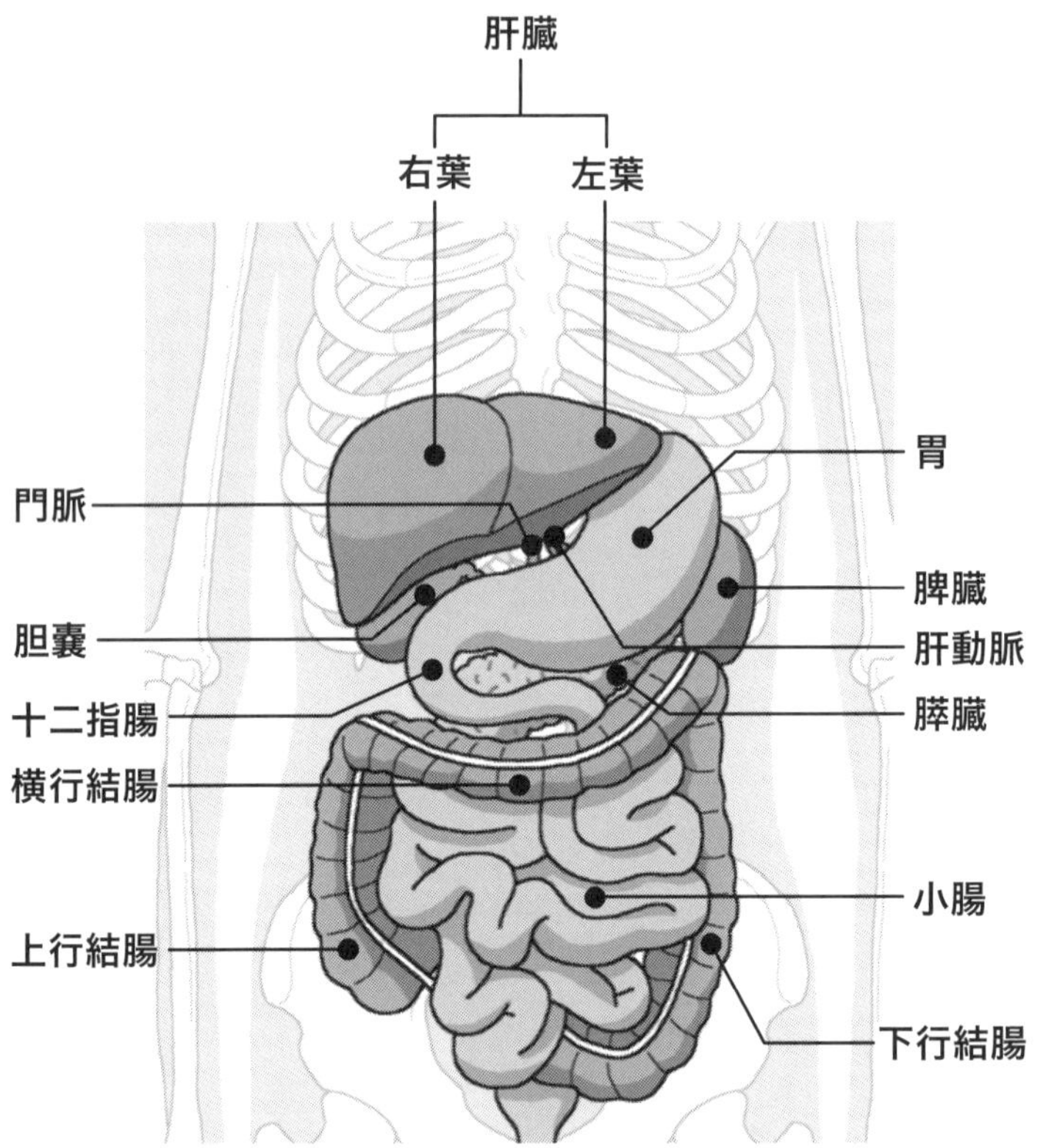

実は肝臓は「臓器」というよりも「血の塊」だった!?

人間の腕や脚を切断してしまえば、イモリのように再生することはありません。しかし、人間の体の中には**70%が破壊されても元通りに再生し、それまでと同じ仕事をこなしてくれる臓器**があります。そう、それは肝臓です。

アルコールや食品添加物、薬などの〝毒物〟を無害化する仕事をしている肝臓は、常にそうした毒にさらされて、障害を受ける立場にあります。だからこそ、大きなダメージを受けても生命を維持できるように肝臓には非常に高い再生能力が与えられていて、再生させなくてはならないほど、肝臓は大事な臓器だということができます。

肝臓には**2500億個の肝細胞**が詰まっています。ただし、すべての細胞がフル活動しているわけではありません。なぜなら、肝細胞が部分的に破壊されるなどの**不測の事態に備えて、余力を残して働いている**からです。肝臓の再生能力を考えると、肝臓は臓器というよりも**「血の塊」**だということができます。

ギリシャ神話には、火を盗んで人間に与えた神・プロメテウスが主神ゼウスに罰を与えられるという話があります。その罰というのは、岩山の頂で磔にされたプロメテウスが、生きながらにしてオオワシに肝をついばまれるというもの。ところが肝臓は夜ごとに再生し、それをまたオオワシについばまれる……そんな無限の苦しみが描かれています。まさに、**肝臓の再生能力の高さ**を示す説話ですね。

身を挺して毒と戦っている肝臓自体に神経が通っていないため、多少のダメージを受けても痛みを感じないようになっています。そのため、病気などによって機能が低下しても自覚症状を感じにくいことから、肝臓は**「沈黙の臓器」**と呼ばれているのです。

逆に言うと、**肝臓の調子の悪さを感じたときには、すでに異常や病気、機能低下がかなり進んでいる**ということになります。

医療・科学の発達によって、人工心臓や人工透析の技術が確立されています。「70%が壊れても再生する肝臓なら、人工的に作り出せるんじゃない？」なんて思いがちですが、それはほぼ不可能です。70%以上壊れてしまったら、**肝移植**しか手が残されていません。

働き者で我慢強く、不平も漏らさない肝臓だからこそ、常にいたわりましょう。

肝臓は人間の生命活動を支える５００以上の働きをしている総合化学工場

肝臓は、人体の臓器・器官の中で皮膚に次いで大きな組織です。**成人男性で約１・２〜１・６キロと体重の約２％の重さで、脳よりも重くて大きい臓器**です（ちなみに皮膚の重さは体重の約16％にも及びます）。

肝臓には３つの大きな働きがあります。食品に含まれる栄養素を使いやすい形に作り替える**「代謝」**、アルコールや食品添加物など体にとって有害なものを無害なものに作り替える**「解毒」**、そして脂質の消化・吸収を助ける**「胆汁の分泌」**です。

これら以外にも、アミノ酸を合成してタンパク質を作ったり、酵素を作り出したり、筋肉や骨など体を構成する組織を支えたりなど、実に５００以上の働きをしています。その１つひとつのメカニズムがとても複雑なこともあり、肝臓が**「人体の総合化学工場」**といわれるのはそのためです。

肝臓が仕事をした成果は、血液に乗って全身を巡り、各臓器や器官に届けられたり、体の外に排出されたりします。つまり、人の健康を左右する血液の質を決めているのは肝臓であることから、**「血液のコントロールセンター」**とも呼ばれています。

最先端の科学技術をもってしても、「人工肝臓」はもちろん、肝臓と同じ仕事をする化学工場を造るのは不可能だといいます。実際にビール1杯、お酒1合に含まれるアルコールをほんの2〜3時間で解毒するためには、どれだけの規模の化学工場が必要となるのか想像もつきません。肝臓はまさに替えがきかない臓器、壊れたら終わりです。

肝臓では、栄養をそれぞれの臓器や器官が利用しやすいよう質の高い血液を作ったり、古い血液を掃除してきれいにしたりしています。また、解毒作用によって**「毒なし血液」**を作り出し、必要なときに必要な量を送り出しています。

原料の調達、製造、加工を行って〝製品（血液）〟を作り出し、貯蔵から配送まですべてをこなしている肝臓は、まさに人体の総合化学工場そのものです。

この工場は〝オーナー〟が寝ている間も24時間365日、文句も言わず稼働しています。あなたがブラックなオーナーであれば、工場はメンテナンスされずにボロボロになっていくだけ。工場の職場環境を変えられるのは、オーナーのあなただけです。

肝臓の仕事である「代謝」とはどのようなものか

肝臓が行っている500を超える仕事のうち、特に大切なのは**①代謝、②解毒、③胆汁の分泌**の3つです。まずは①の**「代謝」**から説明しましょう。

食べ物にはタンパク質や脂質、炭水化物などさまざまな栄養素が含まれますが、栄養素はそのままの形で使えるわけではありません。例えば肉を食べた場合、肉の脂肪がそのままエネルギーになったり皮下脂肪になったりするわけではなく、**胃や腸で脂肪を消化・吸収したあとに肝臓に運ばれ、肝細胞内の酵素による化学反応によって、体内で使いやすい形に作り替えられます。**この工程が「代謝」と呼ばれるものです。

脂肪（脂質）は体を動かすエネルギー源になるほか、皮下脂肪となって臓器を保護したり、体を寒さから守ったりしています。また、胆汁と膵臓の消化酵素によって脂肪酸などに分解、小腸で吸収されます。それらは肝臓に運ばれたのち、中性脂肪やコレステロールなどに換えられて血液中に流され、細胞膜やホルモンの材料として利用されます。

ただし、**アルコールの飲み過ぎや糖尿病、肥満などで必要以上のエネルギーを摂取すると肝臓に脂肪が多く蓄積し（脂肪肝）、肝臓機能の低下の原因**にもなります。

また、人間の皮膚や髪の毛、爪、内臓、筋肉、血管、骨など、体を作る材料となっているのが**「タンパク質」**です。肉や魚、大豆、卵などに豊富に含まれているタンパク質は、食事で取り込まれると小腸でアミノ酸に分解されて肝臓に運ばれます。

肝臓では、それぞれの目的に合わせてタンパク質に再合成されます。血管内で水分を保持する働きのある**アルブミン**、血液を凝固させる働きをする**フィブリノーゲン**、細菌やウイルスなど病原体を打ち負かす免疫機能に関わる**グロブリン**、全身の細胞に酸素を送る働きをする**ヘモグロビン**のほか、ホルモンや酵素などを合成しています。

そして、ご飯やパンに多く含まれる**炭水化物（糖質）は、ブドウ糖（グルコース）に分解されて小腸から吸収され、肝臓に運ばれます。**ブドウ糖は肝臓内で**グリコーゲン**に換えられて蓄えられますが、必要に応じて再びブドウ糖に作り換えられて、全身に運ばれてエネルギー源として使われます。よく耳にする**「血糖値」**とは、血液中に含まれるブドウ糖の濃度のこと。高ければ、エネルギーいっぱいの状態を示します。

食卓の食品は毒だらけ！　肝臓が弱ると全身に毒が

人類は長い年月をかけ、肉も野菜も食べる **「雑食動物」** へと進化してきました。その過程で、さまざまな毒物と出会い、多くの先達たちが命を落としてきたことでしょう。体内でその毒と戦っているのが肝臓です。

現在でも、私たちの体には日常的に知らず知らずのうちに毒が入り込んでいます。食品に含まれる着色料や保存料などの**食品添加物**、**残留農薬**、**アルコール**、さらに病気を治すために口にする**薬**もある意味で有害物質です。まさに毒だらけの状態です。また、**活性酸素**や**アンモニア**、**尿素**、**プリン体**、**老廃物**など、体内で発生する有害物質もあります。

こうした有害物質を解毒しないと、全身に毒だらけの血液が巡っていくことになり、体中の細胞に悪影響を与えます。そうならないために、有害物質を一刻も早く無害化し、体外に排出する必要があります。肝臓は、このような **「解毒」** を行っています。

肝臓の解毒作用の例は、前章の「飲むと顔が赤くなる」（68ページ参照）で身近な〝毒物〟であるアルコールを例にとって触れましたが、再度おさらいしましょう。

問題は、血液中のアルコールは一気に無毒な物質に分解されるのではなく、いったん**アセトアルデヒド**という物質に分解されること。実は、**アセトアルデヒドはアルコールより毒性が強く**、お酒を飲んだときに顔が赤くなったり、動悸や吐き気、頭痛を起こしたりする原因になっています。

やがてアセトアルデヒドは無害な**酢酸**に分解され、血液に流されます。血液が全身を巡るうちに水と二酸化炭素に分解され、最後は尿や汗、息となって排出されます。ただし、飲み過ぎるとアルコール摂取量が肝臓の解毒処理を上回り、アセトアルデヒドが分解しきれていないために二日酔いが起こってしまうのです。

肝臓のもう1つの大切な解毒作用は**「アンモニア」の代謝**。タンパク質の代謝の過程で発生するアンモニアは、肝臓で無害な尿素に合成され尿とともに排せつされます。

しかし、肝機能が低下すると、人体に有害なアンモニアが血液中に増えてしまい、それが脳に届くと**「肝性脳症」**（65ページ参照）と呼ばれる意識障害を起こすことがあります。

見落とされがちだが「胆汁」を作るのも肝臓の重要な仕事

私たちは脂肪が含まれる肉や魚を普通に食べていますが、脂肪（油脂）というのは本来、水に溶けません。脂肪を消化するためには、**水に溶けやすくするために「乳化」させる必要があります。**体内でこの働きをしているのが**「胆汁」**です。胆汁の活躍によって脂肪は腸から吸収されやすくなるのです。

胆汁はタンパク質の分解を促進する働きがあるほか、コレステロールを体外に排出する際にも必要となります。さまざまな**生活習慣病の原因となるコレステロールは悪役のように思われていますが、細胞膜やホルモン、胆汁酸を作る材料となるなど、体には必要な脂質の一種**です。2～3割は体外から摂り入れられ、残りは糖や脂肪を使って肝臓などで合成され、その量は体内で調整されています。

胆汁というくらいですから、胆嚢で作られるものだと思いがちですが、そうではありません。**胆嚢は胆汁をためておく貯蔵庫**であり、**胆汁を作っているのは肝臓**です。

肝臓は胆汁を1日あたり0・6〜1ℓほど休みなく作っていることは、すでに述べた通りです。

また、**胆汁は肝臓の解毒作用と協力して老廃物を体の外に出す働き**もしています。一例としては、古くなった赤血球が役目を終え破壊されると、**ビリルビン**という色素が生じるのですが、肝臓はビリルビンを水に溶けやすい形にして胆汁に混ぜて分泌し、最終的には尿や便として排せつします。尿の色が黄色いのも、便が茶色っぽいのも、元はといえばビリルビンの色だったんですね。

前章の「ポッコリお腹」のところでも触れていますが（44ページ参照）、お肉などを食べても、肝臓が元気ではないと胆汁の分泌が低下して、脂肪の分解がうまくできなくなり、便秘になる可能性があります。そうすると、脳が空腹を感じづらくなり、**成長ホルモン――別名〝若返りホルモン〟**が出る機会を失ってしまいます。

肝臓が元気であれば、すぐに脂肪の分解ができることで空腹も早く感じるようになり、成長ホルモンの分泌も期待できるので、若々しさのキープにもつながります。

心臓だけじゃない！　血流を支えている肝臓

肝臓は血液を貯蔵し配分する、血液のコントロールセンターであることを繰り返しお伝えしてきました。肝臓は栄養を各臓器や器官が利用しやすいよう質の高い血液を作ったり、古い血液を掃除してきれいにしています。また、解毒作用によって「毒なし血液」を作り出し、必要なときに必要な量を送り出しています。血液の質の良し悪しは肝臓によって左右されるといっていいでしょう。

その肝臓が疲れてエネルギーの代謝や血流量が低下すると、血液に乗って全身に届けられる栄養や酸素の量が限られてきます。

そこで注目したいのが、前章でも取り上げた**「ヘパリン」**という物質です。肝臓で生成されるヘパリンは**血液を固まりにくくする作用**があるため、血流を良くします。

肝臓が元気になることでヘパリンも活性化し、よりスムーズに血液が全身を巡るという相乗効果も期待できます。血液の配分もスムーズに正しく行われるので、脳に十分な酸素を届けることも可能となります。

病院では、保湿や血行促進、抗炎症のために**「ヘパリン類似物質」**という軟膏やクリームを処方することがあります。名前からわかるようにヘパリンに似た構造を持っている物質で、血流を良くする性質があります。

肝臓の調子が落ちてヘパリンの生成が少なくなると、血流が悪くなって細胞や筋肉に血液が行かなくなってしまい、体のあちこちに不具合が起きてしまう可能性が出てきます。髪の毛にも栄養が行き渡らなくなり、それによって髪の毛が減ったり、白髪が増えたり、切れ毛や枝毛なども目立ってくることでしょう。

人体において**「血流」**という言葉を聞くと、誰しもが心臓をイメージするはずです。確かに、体の隅々まで血液を送り出すポンプの役目は心臓が行っていますが、**血液そのものをコントロールしているのは実は肝臓**だったのです。

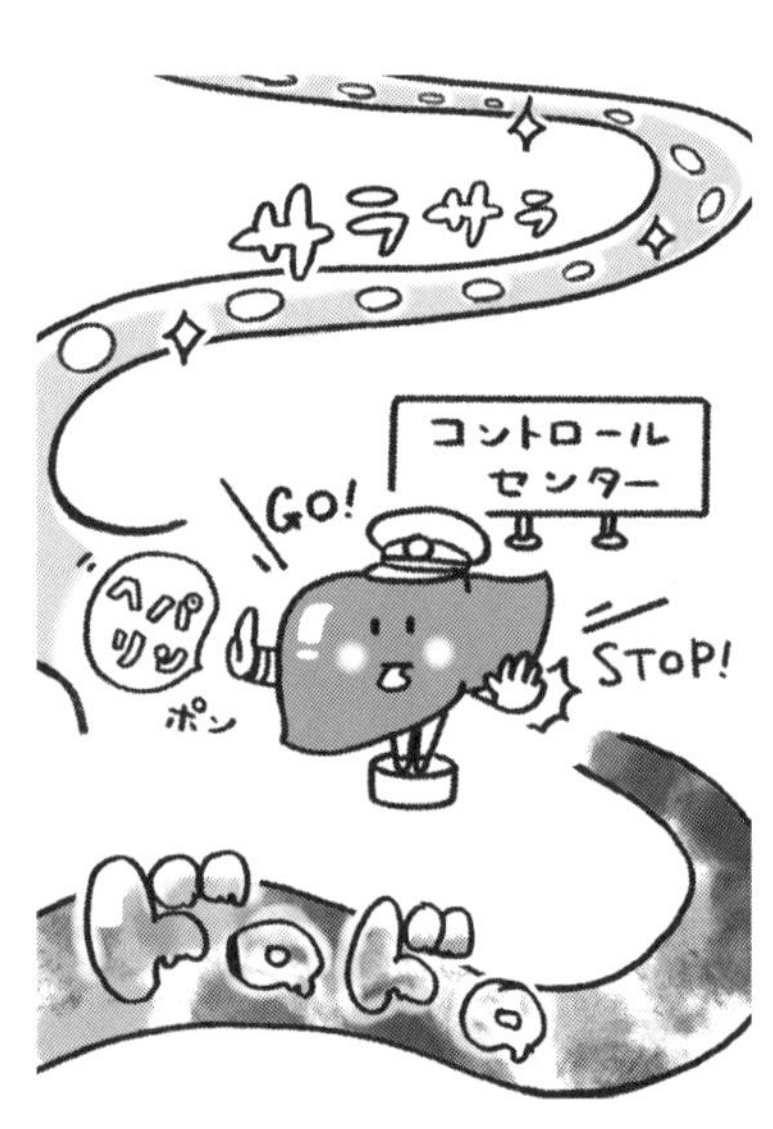

「肝臓が疲れている」とはどういうことか？

「人体の総合化学工場」「血液のコントロールセンター」といわれ、人間が生きていくために必要な５００以上の働きをしている肝臓。**「沈黙の臓器」**と呼ばれ、24時間３６５日黙々と働いている肝臓ですが、あまりに仕事が多くなってしまうと疲れてしまい、その力を最大限に発揮することができなくなってしまいます。

肝臓が疲れてしまう大きな原因の１つは、アルコールの飲み過ぎです。解毒も担当する肝臓としては、毒性の強いアルコールを分解することが優先され、その他の仕事がおろそかになってしまうのが問題となります。

それでもなお過度な飲酒を続けると、肝臓がアルコール（毒）を処理しきれなくなって、肝臓自体がダメージを受けてしまいます。その結果、肝臓に脂肪が蓄積する**脂肪肝**や、肝臓に炎症が起こる**肝炎**、肝臓が線維化する**肝硬変**など、さまざまな肝臓病の可能性が高まります。普段から飲酒量が多く、飲酒の期間が長いほど危険です。

もう１つの大きな原因が**高血圧**です。高血圧は肝臓の血流を悪くし、肝臓にダメージを与えます。特に**内臓肥満を伴う高血圧は脂肪肝や肝炎、肝硬変などのリスクを高めます**。

それでも肝臓は沈黙を守ったままなので、肝臓の疲れは自覚できませんが、体が疲れやすくなった、疲れがなかなか取れない、体がダルい、大好きなお酒が美味しく感じなくなった、お酒に弱くなった、食欲低下（特に脂っこいもの）、足の冷えやむくみ、白目が黄色くなっている、目の下にクマができるなどの症状は、肝臓の疲れに特徴的な症状です。

肝臓が疲れて機能が衰えると血液の質が悪くなるので、その影響は全身に及びます。質の悪い血液が全身を巡ることで懸念されるのが、**老化のスピードが早まること**。栄養たっぷりの新鮮な血液が届かず、組織の修復が遅れることが原因となります。

細胞の組織の壊れたところを直すための部品を作っているのが肝臓です。アンチ老化＝長生きを目指すなら、肝臓を疲れさせないことが重要です。

違う言い方をすると、体に不安や悩みを一生持たずに、美味しいお酒を飲み続けたいなら、肝臓を大事にしましょう。**肝臓を酷使したなら、機械同様、メンテナンス、片付け、掃除が必要**となります。

ドクターズEYE②

肝臓は私たちが眠っている間も黙々と働いています。「お酒を飲んだほうが寝つきが良くなる」などと言う人もいますが、寝ている間も肝臓はアルコールをせっせと分解しているのです。

お酒を飲むと眠くなるという人も多いでしょうが、実はお酒の力を借りた眠りは睡眠不足を招きます。どういうことかというと、アルコールの代謝で生まれてくる「アセトアルデヒド」という毒性物質が、深い睡眠（ノンレム睡眠）のフェーズを阻害し、浅い睡眠（レム睡眠）のフェーズが増えることから、質のいい睡眠が取れなくなってしまうのです。

睡眠は、体を休ませるだけではなく、肌のメンテナンスも行われる重要な時間。肌には、皆さんの気になる「髪の毛」も当然含まれます。

また、人体の化学工場である肝臓のさまざまな働きの中でも、特に「糖代謝」は重要だと考えます。肝臓は食後の血糖値上昇と、空腹時の低血糖も抑える働きがあり、血糖値を安定させる〝肝心要〟の臓器なのです。

第３章

毎日やらなくてもＯＫ！ 肝臓を若返らせる「肝臓マッサージ」

肝臓の重要性は昔からの慣用句やことわざにも表れている

「肝心要」「肝腎」「肝胆相照らす」「肝胆を砕く」「肝脳地にまみれる」……「肝」を使った慣用句やことわざは、人にとって重要な事柄や場面を表すときに使われる言葉ばかりです。「心」(心臓)、「腎」(腎臓)、「胆」(胆嚢)、「脳」といった、いずれも人間にとっては欠かせない大事な臓器とセットで使われています。

ここで面白いことに気がつきませんか。それは、どの言葉も**「肝」**が先に来ていることです。「心肝」「腎肝」「胆肝」「脳肝」ではなくて、「肝」が「心」や「脳」を従えて先頭にあるのは、**最も重要な臓器が肝臓であることを象徴**しているかのようです。

また、「肝を冷やす」「肝がすわる」「肝が小さい」「肝に銘じる」「肝をつぶす」「肝を砕く」などの慣用句もありますが、「肝」はその人の心や精神、性根までも表しています。こうしたことからも、肝臓の大切さをうかがい知ることができるでしょう。

本書においても、ここまで肝臓の重要性について語ってきました。では、その肝臓をどのようにいたわって若返らせるのか――これこそがこの本の本題です。

肝臓が重要なことは誰もがわかっていても、ではどうしたらいいのかという情報は不足していたように思います。

よく言われるのは、バランスの取れた食事や適度な運動、十分な睡眠をとってストレスをため込まず、規則正しい生活を送ること。そして、お酒を飲む人は休肝日を設けること。しかし……それが簡単にできたら誰も苦労しませんよね。しかも、そのことで肝臓が元気になったのかどうかを実感しづらいのも事実です。

酒をやめることなく、何か積極的に肝臓を元気にする方法はないものか――私がたどり着いた答えが**「肝臓マッサージ」**です。

最近、中折れするようになった、お酒が弱くなって失態をさらす場面が増えてきた、髪の毛に元気がなくなって薄くなってきた、爪が割れて引っ掛かる、顔のシミや肌荒れが気になる、熟睡できない、お腹が出てきた……これらのことが気になるなら、まずやるべきことは1つです。

それは――**肝臓をもみなさい！**

皮膚の上から手でさわれる唯一の内臓、それが肝臓！

23年5月17日、私がフジテレビ系『ホンマでっか!?TV』に出演して、肝臓マッサージの有効性を全国にお伝えしたとき、スタジオにいたタレントの方々が全員、「え、**肝臓ってもめるんだ！**」とビックリしていたことを覚えています。

内臓である肝臓をもむ、あるいはマッサージすると聞くと、どこか心臓マッサージのようなイメージが湧いてきて、「**内臓にさわってもいいのだろうか？**」という抵抗感を覚える方もいるのかもしれません。

正直、やり過ぎると肝臓にダメージを与える恐れがありますが、**逆に言うとそれだけ効果がある**ということでもあります。2日に1回、1分程度でちょうどいいので、ズボラな人でも実践できる自己メンテナンス法だといえます。

近年、「**〇〇マッサージ**」「**△△もみ**」というタイトルの健康実用書が多く出版されています。中には、実際には手で触れることのできない臓器を「**もむ**」とうたっている、実効性が怪しい方法までもが喧伝されています。例えば、腸や腎臓をマッサージしようにも、お腹には脂肪や筋肉が多くついているので、内臓まで刺激が行くのかどうか、はなはだ疑問ではあります。

その点、肝臓は皮膚を通して手でさわることができる唯一の内臓です。つまり、内臓マッサージの中でも肝臓へのマッサージが一番効果の出やすいものだといえるでしょう。

肝臓マッサージは、**肝臓に適度な刺激を与えることで肝臓を活性化させ、質の良い温かい血液を作り出し、疲れて弱った肝臓を元気にする健康法**です。加えて、この章では、**血行を良くする効果があるツボの押し方**も紹介します。

この２つによって、質の良い温かい血液が全身の細胞に行き渡ることで、各臓器や器官が活性化し、さまざまな不調や不具合が改善するだけでなく、全身の若返りにも役立ちます。

肝臓マッサージでアップできる「自然治癒力」

私たちの体は**何十兆もの細胞**でできています。**細胞1つひとつが毎日栄養を摂り、老廃物（体内で利用されたあと、不要になった物質）を排出**していかなくてはなりません。

しかし、老化や不摂生などによって細胞が弱ったり壊れたりすると、栄養が十分に届かないうえに、老廃物の排出もうまくいかなくなります。このことが疲れやダルさ、凝りや痛みなど、さまざまな体調不良や病気という形で現れてきます。

ただし、私たちには病気やケガを自然に治す力**「自然治癒力」**が備わっています。その能力には個人差があるものの、自然治癒力はすべての人が持っている力です。自然治癒力の高い人は、風邪を引いてもしばらく安静にしているだけで治ります。一方で自然治癒力の低い人は、薬や注射の助けを借りなければなかなか治りません。

自然治癒力とは、弱ったり破壊されたりした細胞をもう一度元気な状態に戻す能力のこと。それを可能にするのは、**いかに細胞に栄養たっぷりの新鮮な血液を送り込み、**

細胞内で発生した老廃物を素早く排出するサイクルをうまく回転させせるかにかかっています。

　ということは、全身の血液をコントロールしている肝臓を元気に保つ、あるいは弱って疲れている肝臓を再び元気にすることによって、自然治癒力を高められるということ。自然治癒力の高い人は、老化によって弱ったり壊れたりした細胞も修復できるのです。

　肝臓マッサージで肝臓を元気にすると、体のどのような不調や不具合に効果的なのか。具体的な病気・症状の例として、いわゆる**「不定愁訴」**も挙げられます。体調不良、体の各部の凝り・痛みから、ダイエット、肌や髪の毛のトラブルまで、健康面、美容面を問わず多くの悩みが肝臓を元気にすることで改善されます。

　肝臓は健康を維持し、若返るための「肝心要」の臓器です。肝臓を元気にする効果は多岐にわたり、さまざまな病気・症状にも効果が期待できます。ふだん感じている不調や不具合があれば、ぜひ肝臓マッサージをお試しください。

　当てはまる症状がない場合でも、お酒の飲み過ぎに対するケア、健康の維持、全身の若返りのために、肝臓マッサージはオススメです。

肝臓マッサージを実践するうえでの注意点

それでは、具体的な肝臓マッサージのやり方を紹介しましょう。

肝臓マッサージは**①肝臓に血液を集める、②集めた血液を温める、③温まった血液を肝臓から送り出す**、の3ステップからなります。

それぞれのステップにおいて**「さする」「ローリング（なで回す）」「ポンピング（押す）」**という動作がありますが、どれも簡単、全部行っても1分で終わります。

肝臓マッサージは、いつ行っても問題ありませんが、**最も効果的なのは入浴後、寝る前**です。入浴で肝臓も体も温まり、気分もリラックスした状態で行うと、より効果的でしょう。日中だと肝臓が担当している仕事も多いので、あとは寝るだけという状態のほうが肝臓にも元気になる余裕が与えられます。

マッサージの頻度は、**原則として1日おき**にしましょう。毎日だと、逆に肝臓を疲れさせてしまう場合があります。

注意点としては、**必ず下着やTシャツなど衣服の上から行うこと**。肋骨の周辺や胸の脇は脂肪があまりついておらず、直接マッサージをすると、皮膚が傷ついたり荒れたりして炎症が起こる危険があります。

また、肝臓マッサージに限らないことですが、**「強くもんだり押したりしなければ効果がない」というのは思い込み**です。マッサージで最も危険なのは、強い力で行って筋肉や神経を痛めてしまうことです。特に肝臓は皮膚を通して直接さわることができるため、強い刺激は肝臓を疲れさせ、その組織まで壊しかねないので大変危険。優しくさすったり刺激を与えるだけで十分マッサージ効果があります。さするにしても、〝ギュッギュッ〟ではなく、〝スリスリ〟くらいの感覚でＯＫです。

肝臓の状態によっては、体調に変化を感じるまで時間がかかる場合があります。根気良く続けることで、次第に体調が良くなってくるのを自覚できるはずです。**１日おきに１分**ですので、ぜひ続けてください。

また、**肝臓マッサージで体調が良くなったとしても、行う時間や回数を増やしたり、力を入れて行うことは厳禁です。**

血流をグンと高める「肝臓マッサージ」の3ステップ

●ステップ1　肝臓をさする＝「肝臓さすり」で肝臓に血液を集める

最初に、肝臓に血液を集めるために肝臓をさすります。このステップは肝臓に血液を集めるのが目的です。さするという刺激によって、肝臓および全身の細胞の血液の出入り口を開き、血液の出し入れを効率良く行う目的もあります。

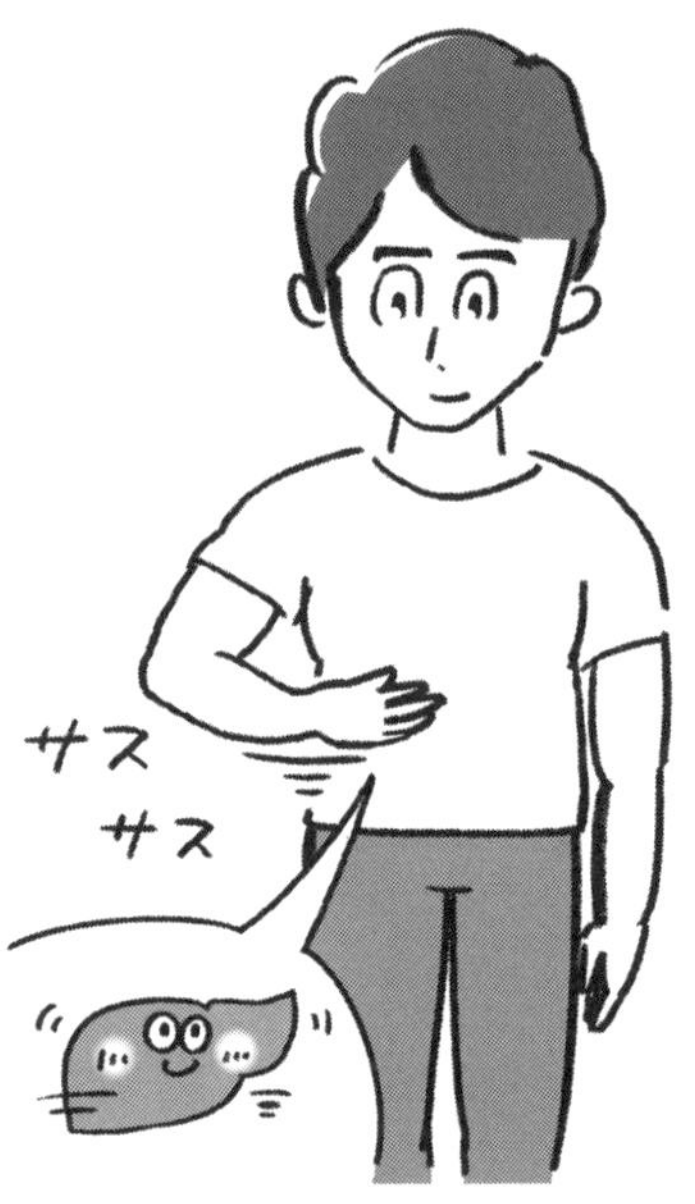

右の肋骨のキワに左右どちらかの手のひらを当てて、心地よい程度の強さで20秒間さする

●ステップ２　肝臓をなで回す＝「肝臓ローリング」で集めた血液を温める

「肝臓さすり」で肝臓に血液が集まったら、その血液を温めます。疲労して働きが弱った肝臓は元気な肝臓に比べて温度が低くなっています。肝臓に適度な刺激を与えることで目覚めさせて、肝臓の温度を上げることで集まってきた血液も温めます。

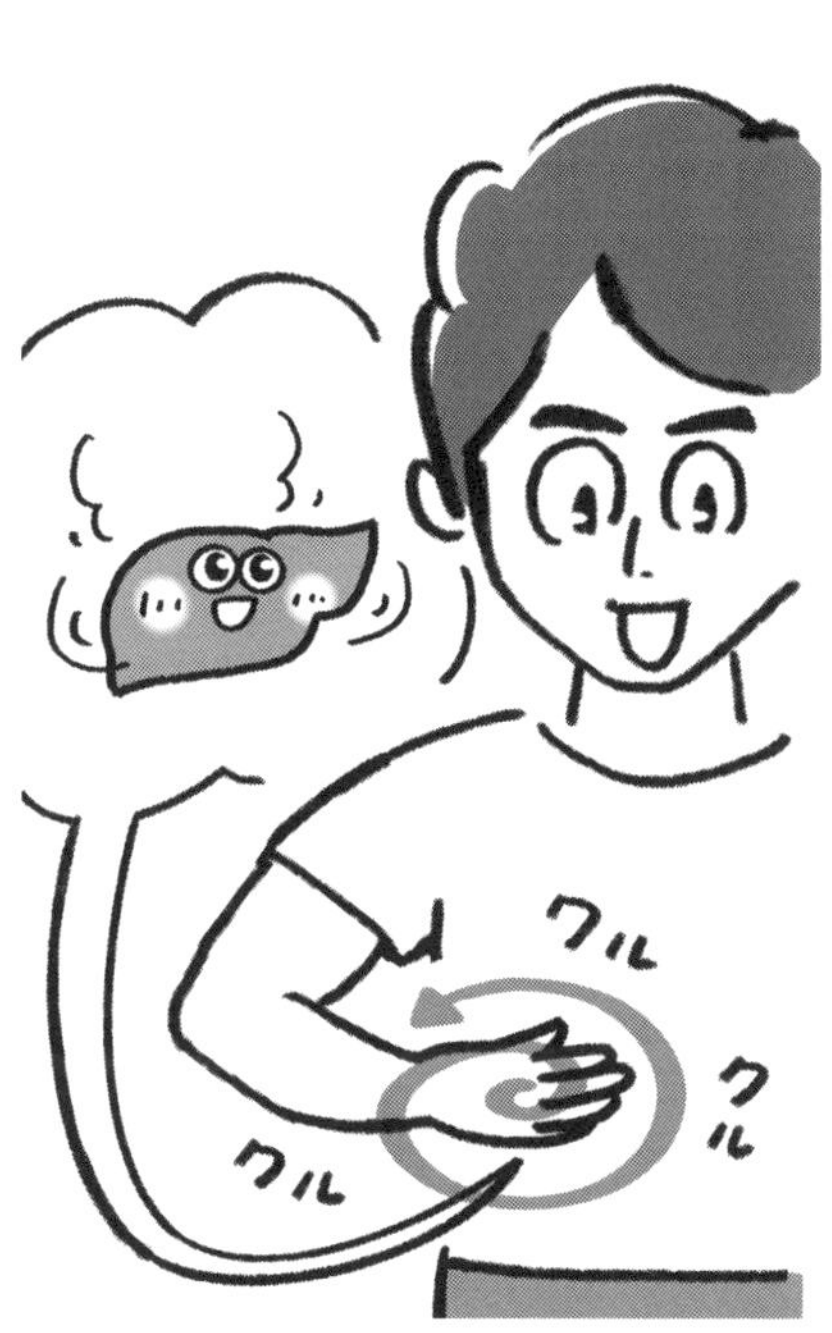

右の肋骨のキワを、左右どちらかの手の人さし指から小指までの４本の指を使ってローリングする（なで回す）ように 30 秒間マッサージする。ローリングする方向は自分のやりやすい方向でかまわない

●ステップ3　肝臓を押す＝「肝臓ポンピング」で血液を送り出す

「肝臓ローリング」で温めた血液を、全身に張り巡らされている血管を通して各臓器・器官に送り届けます。温まった血液が届けられると各臓器・器官が元気になり、それがまた肝臓の疲労回復につながり、体調が整ってきます。

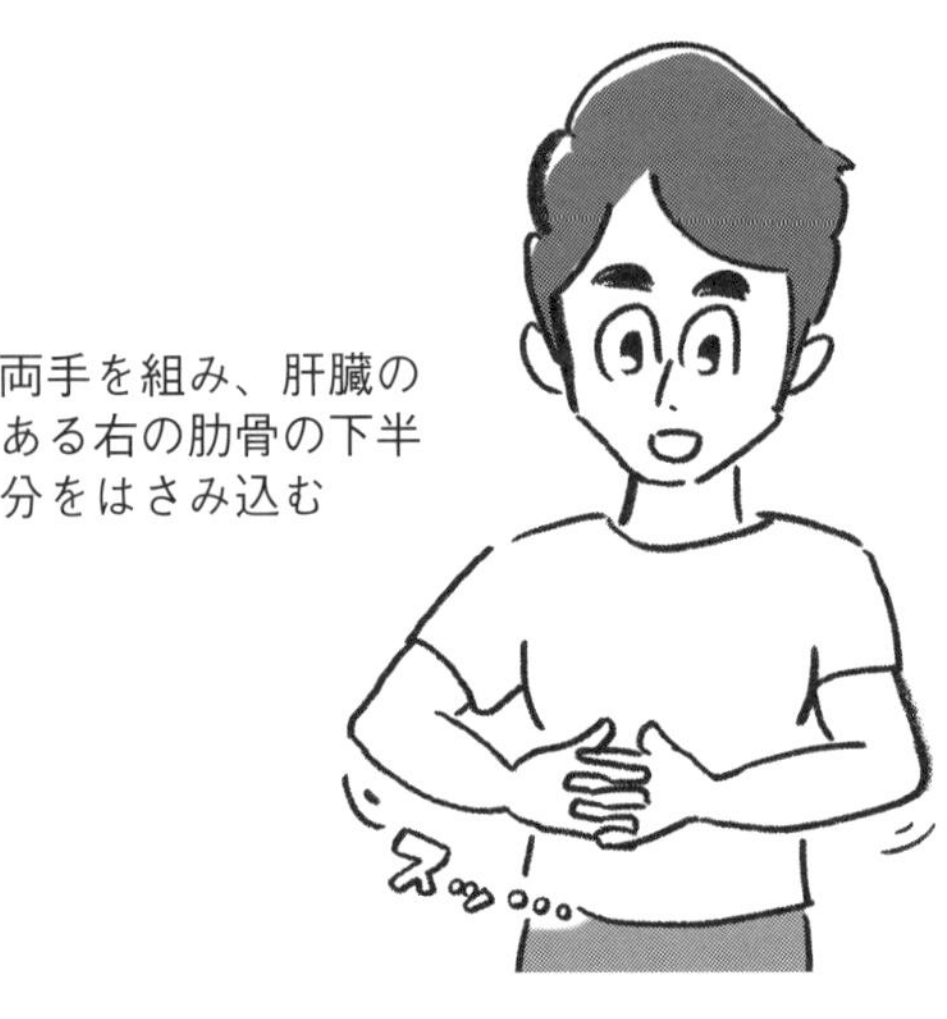

両手を組み、肝臓のある右の肋骨の下半分をはさみ込む

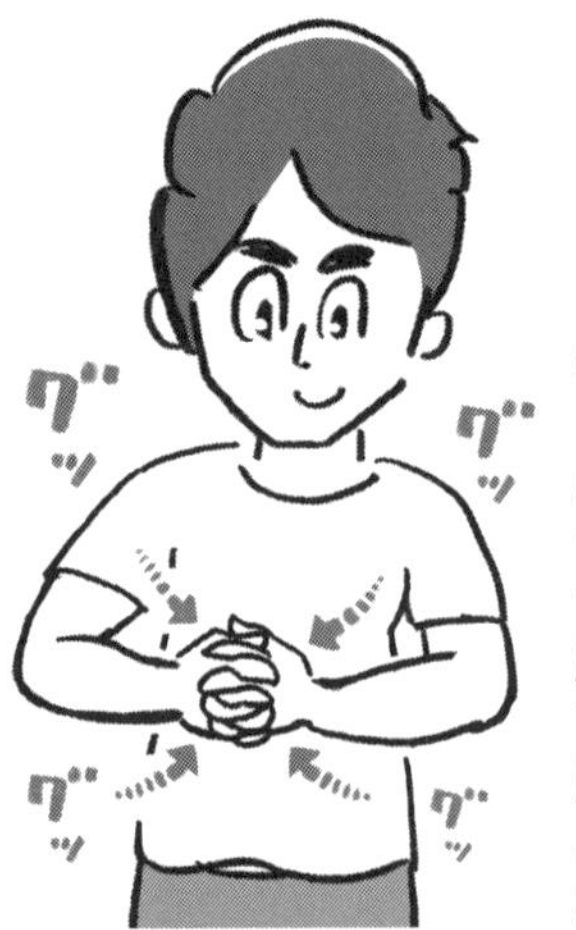

組んだ手に力を入れたり抜いたりして、肋骨が少し動くくらいの強さで10秒間、テンポ良く押す。心臓が鼓動を打つ感覚で肝臓を上から押し、肝臓から血液が押し出されるイメージを持って行う

肝臓マッサージの効果をさらに高める「ツボ刺激」

肝臓マッサージによって肝臓の働きが良くなることで血液が温まり、それが全身に巡ることであらゆる臓器や器官の働きが高まり、体調が良くなることが期待できます。これにプラスして、肝臓の機能を高める**「ツボ（経穴）」**を刺激すれば、さらなる効果アップが可能です。

せっかく肝臓マッサージで血液を温めても、手足など体の末端に行けば行くほど、血液は冷めやすくなってしまいます。そこで、温まった血液を保温する効果があり、肝臓を元気にする「ツボ」を６つ紹介しましょう。

温められた血液を保温するわけですから、**基本的にツボ刺激は肝臓マッサージのあとに行うのが効果的**です。とはいえ、肝臓を元気にするという意味で、肝臓マッサージをしない日や、家事、仕事の合間にツボ刺激だけを行うのもいいでしょう。

道具は特に必要なく、手の指で行います。ツボを探し当てたら、**心地よいと感じる程度の強さ**で刺激します。マッサージも同じですが、痛いと感じるほどの強さで刺激するのは禁物です。刺激する時間は**それぞれ10秒**が目安。体の左右にあるツボの場合は、どちらも刺激してください。

6つのツボはすべて刺激するのが理想ですが、時間や体調に合わせて2〜3個のツボでもかまいません。そのときは**手と足のツボは必ず1つずつ入れる**ようにしてください。

●精神的な疲れを癒やす「労宮（ろうきゅう）」のツボ

「労宮」はイライラ、不眠、気分の落ち込みなど精神的な疲れにも効果があるツボです。

手を握ったときに中指の指先が当たる場所で、手のひらの真ん中にあります。反対の手の親指の腹で押しますが、手のひらをギュッと握っただけでも刺激できるのでグー・パーを繰り返すことでも労宮を刺激できます。

労宮（ろうきゅう）

手を握ったときに中指の先端が当たる手のひらの中央

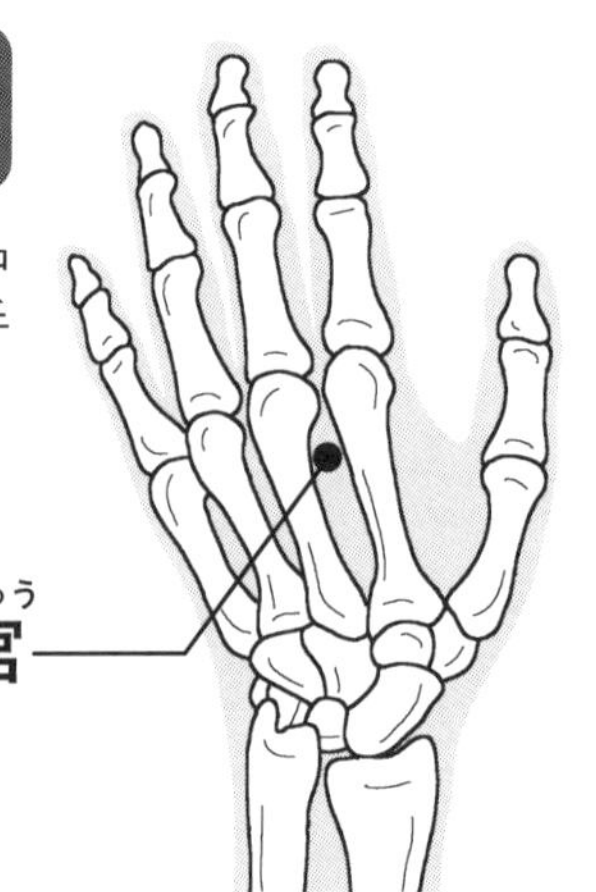

●肝臓の血行を良くする「陽池（ようち）」のツボ

「陽池」は肝臓の血行を良くし、手足の末端まで血液を巡らせるツボです。冷えや虚弱体質の改善にも効果があります。

手首の手の甲側の中央よりもわずかに小指側に寄ったところで、さわるとへこむ部分が陽池のツボです。反対の手の親指を当ててゆっくり回転させるように刺激します。

陽池（ようち）

手首の手の甲側の中央よりわずかに小指側に寄った、触るとへこむ部分

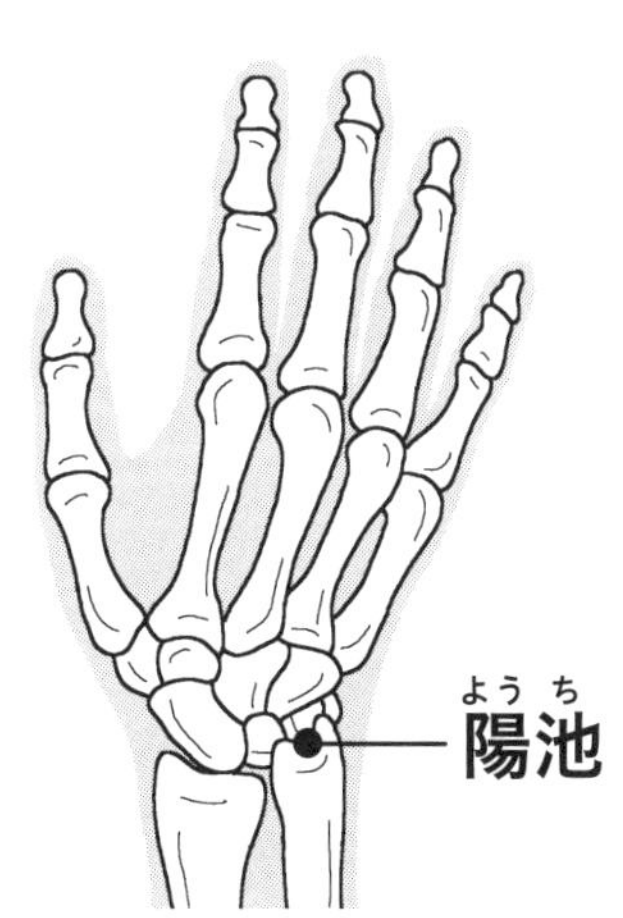

●肉体的な疲れを改善する「太衝（たいしょう）」のツボ

肝臓の血流をアップさせるツボ「太衝」。一種の生命エネルギーである「気」の通り道に当たる「経絡（けいらく）」のうち、太衝は肝臓の働きと関わりが深い肝経（かんけい）という経絡に所属しているツボです。肉体疲労や眼精疲労に効果があるうえに、精神的ストレスを緩和する効果もあります。

足の甲の第一指（親指）と第二指（人さし指）の骨が合うところにあります。第一と第二指の間に手の指を沿わせてなぞり、指が止まった場所を手の親指の腹で押します。

冷えがあるとへこんだ感じや冷たい感じがし、疲労している場合は少し痛みを感じることがあります。

太衝（たいしょう）

足の甲の第一指と第二指の骨が合うところ

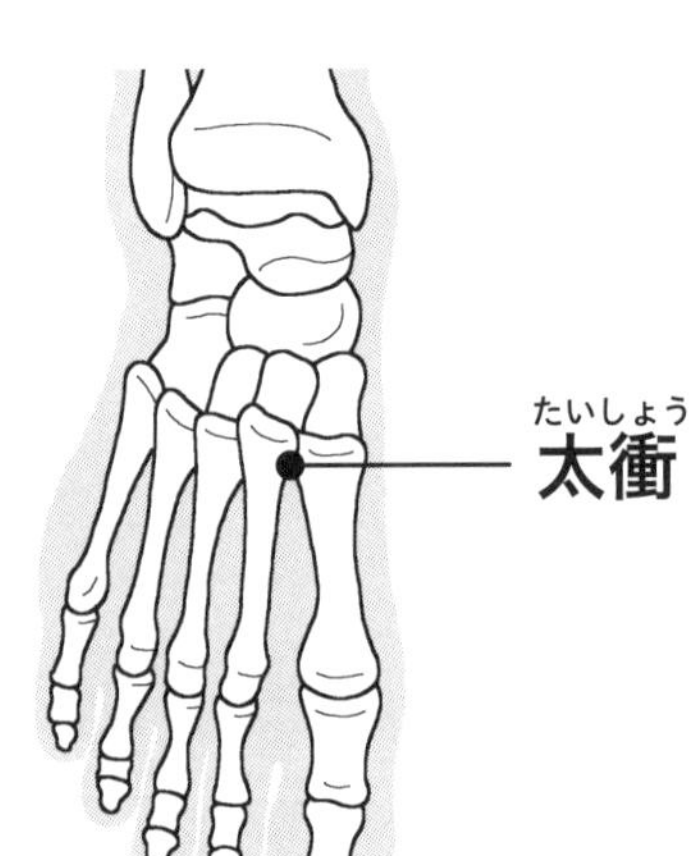

●全身の巡りを整える「曲泉（きょくせん）」のツボ

「曲泉」は血行を高めて全身の巡りを良くするので、むくみや二日酔いのダルさ、お腹の緩さを解消します。また、水分の流れを整えて足の疲れやダルさ、頻尿などのトラブルにも効果的です。

ひざの内側にあり、ひざを曲げたときにできるシワの端で、太い骨のキワにあります。ここを手の親指で刺激します。曲泉は肝臓にパワーを与えるツボなので、太衝とセットで押すといいでしょう。

曲泉（きょくせん）

ひざの内側で、ひざを曲げたときにできるシワの端

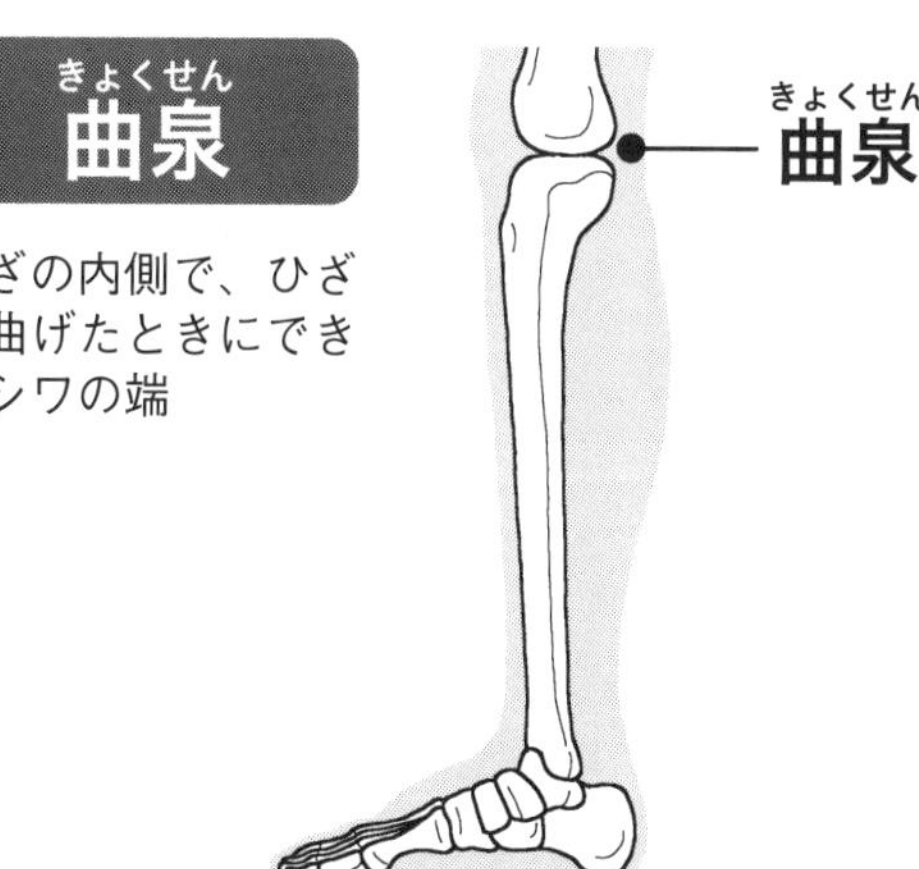

●疲労肝を癒やし、目にも効果的な「肝兪(かんゆ)」

「癒」(病が治る、癒える)と同じ意味を持つ「兪」の文字が入ったツボは、「腎兪(じんゆ)」や「膈兪(かくゆ)」、「脾兪(ひゆ)」、「督兪(とくゆ)」、「心兪(しんゆ)」などがあります。「肝兪」は身心、特に肝臓の疲労を改善し、肝臓のコンディションを整えます。

肝臓は目と密接な関係にあるため、かすみ目や視力低下など目の老化にも効果的。肌の調子を改善し、シミやソバカスを薄くする効果もあります。

左右の肩甲骨(背中の上部で左右にある逆三角形の大きな骨)の下端を結んだラインから指幅2本分下がった位置で、背骨から指幅2本分外側にあります。背中のツボなので、家族やパー

肝兪(かんゆ)

左右の肩甲骨を結んだラインから指幅2本分下がった位置で、背骨から指幅2本分外側

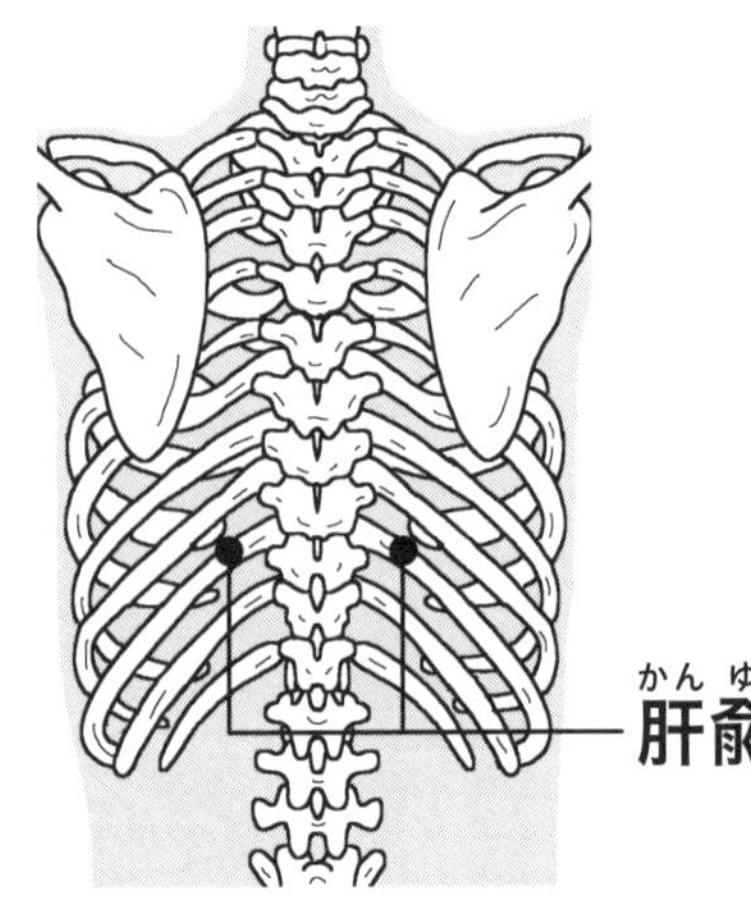

トナーに協力してもらって、手の指の腹で押してもらいましょう。

●解毒作用を強化する「行間（こうかん）」

肝臓の解毒作用を高める効果がある「行間」。自律神経（意思とは無関係に内臓や血管の働きをコントロールしている神経）を整え、イライラの解消にも役立ちます。

場所は、足の第一指と第二指のつけ根の間、水かきの親指寄りのところ。手の親指の腹で押しましょう。

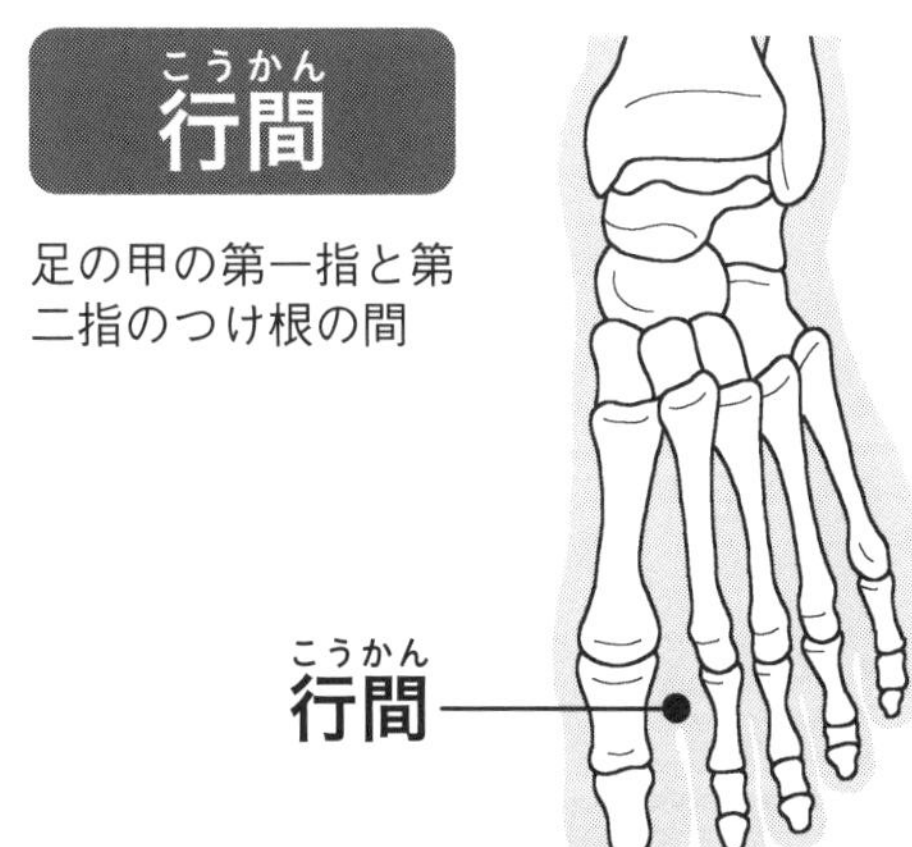

「忍者のポーズ」で4つのツボを同時に刺激！

肝臓を元気にする6つの「ツボ刺激」は、**肝臓マッサージとは違い、毎日でも、1日何度やっていただいても問題ありません。**疲れている、食べ過ぎた、飲み過ぎた、イライラする、眠りが浅い、冷えを感じる……など、不調を感じたときに行って肝臓に活力を与え、全身をリフレッシュさせましょう。

ただ、**「6つのツボを1つずつ刺激するのが面倒くさい」**というズボラな方もいらっしゃるかもしれませんね。そんな人にオススメなのは、4つのツボを同時に刺激できる**「忍者のポーズ」**！　忍者が印（いん）を結んで忍術を行うときのポーズに似ていることからネーミングしました。

忍者のポーズのやり方

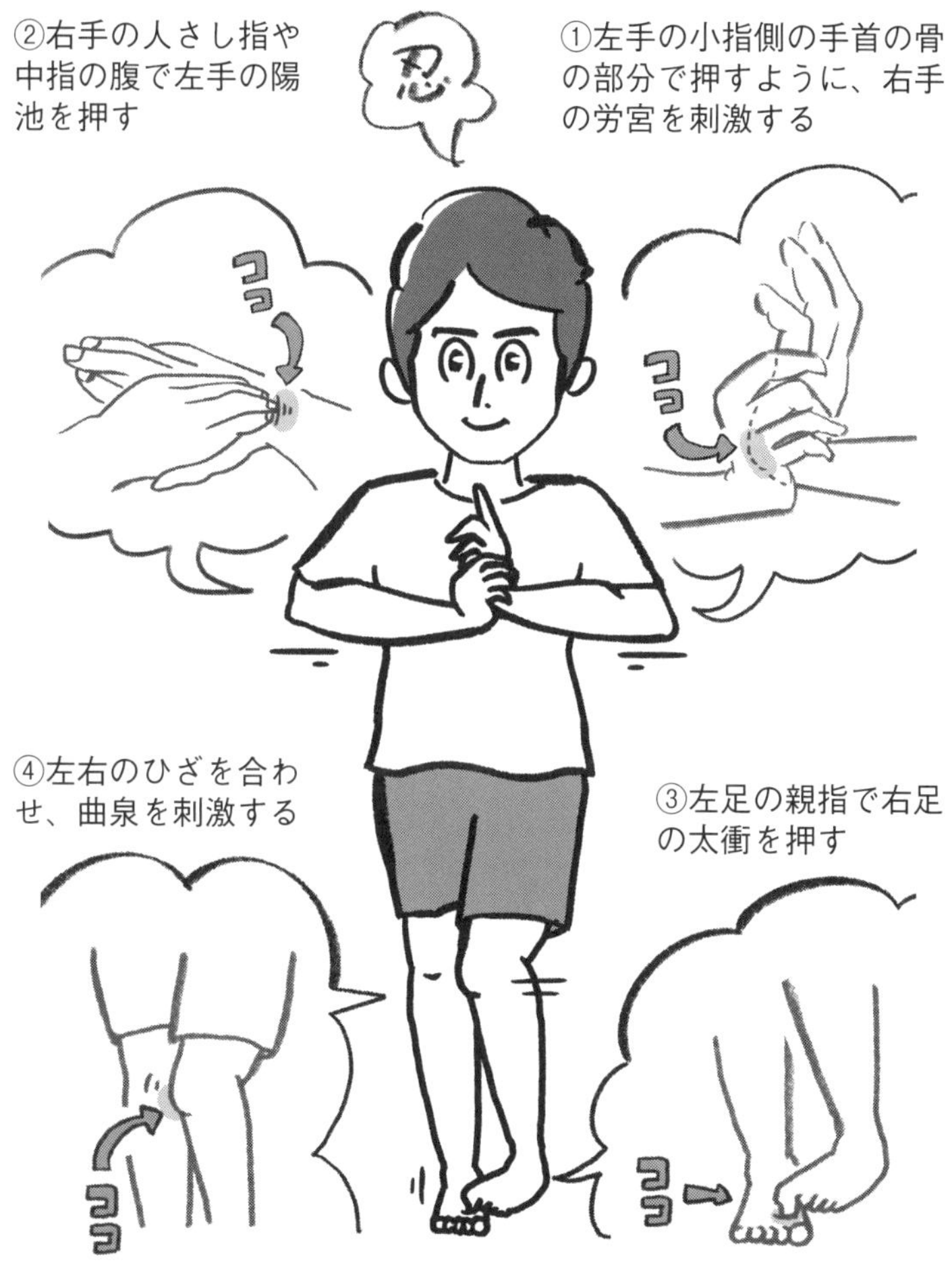

※寝る前に肝臓マッサージをやったあと、30秒間キープ。
手足を左右入れ替えて反対側も行う

体を温める「忍者のポーズ」は毎日やっても大丈夫

肝臓マッサージは寝る前に行うことを推奨していますが、特に寒い時期に時間をかけてツボ刺激をしていると、体が冷えて効果が薄れてしまうケースも考えられます。そんなときには**時短で４つのツボ刺激ができる「忍者のポーズ」**がオススメです。もちろん、寒くない時期でも時短になり、肝臓マッサージの効果を持続したまま床につけます。

ポーズを作るのには順番がありますので、順番に添ってやり方を紹介します。

①左手の小指側の手首の骨の部分で、右手の「労宮」を押すように刺激する。力が入るように、両ひじを張った姿勢で行う

②①の状態のまま、右手の人さし指か中指の腹で左手の「陽池」を押す

③右足の甲を踏むように左足を乗せ、左足の親指で右足の「太衝」を押す

④左右のひざを合わせ、左太ももに力を入れて締めるようにして、右ひざの内側にある「曲泉」を刺激する

①〜④の順番で作っていくと、スムーズに忍者のポーズができます。手足を入れ替えて反対側も行います。

ポーズができたら、**30秒間キープして4つのツボを刺激**します。特に①と④は力を抜かずに押し続けてください。力が入りやすいよう立って行うのが基本です。バランスが崩れる不安がある場合は、補助となるテーブルやイス、あるいは寄りかかれる壁の近くで行いましょう。肝臓マッサージを行わない日に忍者のポーズを行っても問題ありません。

忍者のポーズが終わったら、あとはぐっすり寝るだけです。肝臓マッサージと忍者のポーズを続けるうちに肝臓の機能がアップし、寝ている間も肝臓が元気に働いて体調を整えてくれますよ！

病院頼みではなく、自分でケアできるのがポイント！

肝臓マッサージとツボ刺激は、1〜2分あればどこでも簡単にできる方法です。

どうも疲れが取れにくくなった……などの小さな体調不良が、実は肝臓の「**疲れているよ**」というメッセージの場合が少なくありません。

実際に肝臓マッサージをやってみたという私の患者さんの中には、「**最初にさわったときには肝臓のあたりが硬い感じがしたが、しばらくすると柔らかくなったような感じがする**」と言う方もいらっしゃいます。

肝臓に炎症が長く起こることで線維化してしまう肝硬変は「肝が硬く変わる」と書く通り、肝臓が硬くなります。肝炎が肝硬変に進行してしまうと治療が難しいうえ、自覚症状があまりないので、肝炎や肝障害の進行を防ぐためにも肝臓マッサージを行いましょう。

ただし、さわって硬いと感じたときに、もみ過ぎてしまうのは肝臓に良くありません。あくまで優しいマッサージを心がけ、毎日やらないことが重要です。**2日に1回、しかも1分間で十分**です。

肝臓マッサージの効果の感じ方は、人それぞれです。次の日に何か違いを感じる人もいれば、続けてくうちに気になっていた症状が消えていたという人もいます。

そもそも肝臓は「沈黙の臓器」なので、劇的な変化を自覚することは難しいと思いますが、**「何となくお酒が美味しくなったな」「何となく疲れがなくなってきたな」「朝、スッキリ起きられるようになってきたな」**という感じでじわじわ効いてくるはずです。

例えば、ツボを刺激する鍼灸治療の科学的な効果を証明する論文もアメリカなどでも多く出されていますが、**お灸などは体質改善の効果が出始めるまでには3カ月から半年が目安**になっています。肝臓マッサージもやったからといって急に変わるものではなく、徐々に変わっていくものだと考えてください。

薄毛に効果があるとしても、発毛のサイクルを考えると新しい髪が生えてくるには2〜3カ月かかります。**あせらず、じっくり体質を変えていく**つもりで取り組み、肝臓を元気にしていきましょう。

食後30分のゴロ寝で肝臓の血流量がアップする

肝臓マッサージや6つのツボ刺激、そして忍者のポーズ以外にも、肝臓を元気にする方法はたくさんあります。ここからは**肝臓に良いとされる生活習慣**をいくつか紹介します。

子どもの頃、食後にゴロ寝をして、「食べてすぐ横になると牛になるぞ！」と注意されたことがある人もいるでしょう。ところが、**この行儀の悪いとされている行為が実は肝臓にはとても良いこと**だったのです！

食事をすると、食べたものを消化するためにまず胃腸周辺に血液が集中します。その後、小腸で吸収された栄養分は血液に乗せられて肝臓へ送られます。小腸からの栄養分は、肝臓につながる**「門脈（もんみゃく）」**という太い静脈を通って、そのほとんどが肝臓に送り込まれます。

体を起こしている状態では、下にある小腸から上にある肝臓へ血液を押し上げるのは、重力に逆らうことになります。一方、横になった姿勢では小腸と肝臓の高さがほぼ同じなので、重力の影響をほとんど受けずに済みます。

肝臓に流れ込む血液量は横になっているときが最も多く、立つとその70％に、歩いたり走ったりすると20～30％にまで減るといわれています。肝臓へ血液がスムーズに送り込まれなければ、全身への栄養の供給も滞ります。特に**食後は、胃腸での消化・吸収に血液が使われ、肝臓の血流量が低下**します。

こうしたことから、食後に横になってゆったり体を休めることは、肝臓にとってはありがたいことなのです。**最低でも30分間、横になってゴロ寝をしたり、ソファや椅子にゆったり腰かける**と、食後に肝臓の血流量をアップさせることができます。

ただし、眠ってしまうのはＮＧ！　睡眠状態に入ると、胃や腸の働きが低下して、消化不良を起こしやすくなるからです。また、**体を休めるときは仰向けになる**のが理想的です。

しかしそうはいっても、食後に横になるどころか、食事すら立ち食い、食後も休むヒマすらなく飛び回っているビジネスマンも多いことでしょう。なかなか難しいとは思いますが、余裕のあるときは、**食後に10分でも構いません**ので会社の休憩室や公園のベンチなどでゆっくり座り、食休みをとって、肝臓に優しくしてあげてください。

代謝がアップする「半身浴」も効果的

肝臓の血流をアップさせ、肝臓を元気にするには、半身浴（みぞおちから下だけを湯船につける入浴法）もオススメです。

やり方は、**38～40度のお湯にみぞおちから下まで5分間浸かっていったん上がり、また5分間浸かることを3回繰り返します。**お湯から上がっている時間に体や髪の毛を洗えば、ちょうど良いインターバルになります。

ただし、半身浴は肩や上半身が冷えるのが欠点の1つとして挙げられます。その場合、お湯につけたタオルを肩にかけ、タオルが冷えたらまたお湯につけて肩にかけることを繰り返すと、肩や上半身を寒さから守ることができます。

半身浴は意外に汗をかくので、脱水症状にならないように**入浴の前後にはコップ1杯（約200㎖）の水を飲む**ようにしましょう。また、**アルコールを飲んだあとや食後1時間は入浴を避ける**ようにしてください。

半身浴は発汗作用が促進され、代謝が良くなり、肝臓にたまっている脂肪や中性脂肪が燃焼するなど、運動と同じような効果があります。

もちろん、軽い運動を習慣にするのはいいことですが、運動不足の人がいきなり運動を始めると、体への負担が大きいのでケガをしてしまう可能性があります。特に脂肪肝やその予備軍の人の場合、ただでさえ脂肪分の多いドロドロ血液が血管を通りにくくなっているのに、血圧が上がることで**心筋梗塞**（心臓の血管が詰まる病気）や**狭心症**（心臓の血管が一時的に狭くなる病気）など命にかかわる病気を引き起こす危険があります。

半身浴は急激な運動よりは血圧が高くなる危険度は低く、血液がドロドロでも心筋梗塞などを起こすリスクも軽減することができます。

では、**なぜ全身浴ではなく半身浴なのか？　全身浴の場合、全身の表面に血液が集まり、そのぶん、肝臓への血流量が少なくなるというデメリットがある**からです。お湯につかっている面積が少ない半身浴だと、体の表面に集まる血液の量が少なくて済むぶん、肝臓へ血液を回すことができます。

まずは1週間に1回くらいのペースから始めてみてはいかがでしょうか。

不規則な食生活のときは「半日断食」で肝臓を休める

食べ物の栄養素を体内で作り替え、各臓器や器官に配分している肝臓は、さまざまな栄養が規則的に送られてくることで元気に働いてくれます。そのためには、**好き嫌いをせず、バランス良く食べること、そして朝・昼・晩の1日3食をきちんと食べるのが原則**です。

モデルとなる1日の食生活は、朝7時に朝食を摂って昼12時に昼食、そして夜7時頃に夕食というパターン。それぞれの食事の間隔を見ると、朝食から昼食までは5時間、昼食から夕食までは7時間です。ところが、夕食から朝食までは12時間も空いています。つまり、12時間は断食状態にあるということになります。この時間配分なら肝臓も余裕を持って仕事ができ、次の食事に備えられるわけです。

しかし、誰しもがこのような時間配分で理想的な食事ができるわけではありません。仕事が終わってからお酒を飲んだり、残業で夕飯を食べるタイミングが深夜になってしまうこともあるでしょう。

特に、夜にお酒を飲むと、食事だけのときより肝臓の仕事が増えます。**お酒のつまみに対して栄養素の「代謝」の仕事をしているところに、アルコールの「解毒」という、かなりの重労働が加わります**。肝臓は「もう勘弁してくれ！」と思っているはずですが、沈黙を貫き黙々と働くのみです。

肝臓の持ち主はお酒が入って調子が良くなって、働いている肝臓のことなど一切考えもせずに飲み屋をはしごし、あげくの果てには「締めのラーメンに行こう！」と、夜の10時11時、ときには日付が変わった夜中の12時過ぎに、その日の最後の食事を摂ります。

肝臓の持ち主は酔っぱらって寝てしまうかもしれませんが、消化器官と肝臓は残業決定。内臓は泣き言を言わないものの、このようなことが連日続けば疲れ果て、仕事の能率がどんどん落ちていきます。

問題なのは、翌朝に**お腹が空いていなくても、習慣で朝食を食べること**。特に、前日の最後の食事から12時間未満であれば、無理に朝食を摂らずに肝臓を休ませましょう。前日にカロリーをいっぱい摂っていますので、その日は昼も夜もいつもより軽めに済ませて問題ありません。食べ過ぎ、飲み過ぎのときは1食抜いて調節しましょう。

ドクターズEYE③

医師の立場から言わせてもらうと、肝臓を含めた内臓や脳を「鍛える」ことはできないと考えています。一般的に「鍛える」といわれていることは、正しい言い方をすると、本来は加齢とともに機能が低下していくそのスピードをできるだけゆっくりにすることを意味しています。

そういう意味では、ツボ押しで血流を良くしたり、深部体温を上げたりして、肝臓の働きを助けてあげるという東洋医学の考え方はありだと思います。入浴や岩盤浴などで体を温めるのもいいと思います。

岩盤浴といえば、体内にたまった有害物質を排出する「デトックス」という言葉とセットのように使われます。しかし、その毒がどういうものでどこから出ていくかのエビデンスに乏しく、最近、現代西洋医学では使わなくなった言葉です。

通常であれば体内の有害物質は肝臓で解毒し、その老廃物は尿や便として排出されます。肝臓が正常であれば、わざわざデトックスとやらにお金や時間を使う必要はありません。お酒の飲み過ぎに注意して肝臓を大切にしましょう。

第４章

一生お酒を飲める体を保つために知っておきたい「肝心」な話

「沈黙の臓器」が悲鳴を上げている？こんな症状は肝臓の機能低下を疑え！

「沈黙の臓器」である肝臓は、疲労くらいでは声を上げませんし、病気の初期でも痛みなどの自覚症状が現れません。病気の症状が出始めたときにはすでに手遅れ……ということもありえます。

しかし耳をすませば、疲れ果てた肝臓からは「休みたい」「もうクタクタだ」という小さな声が聞こえてくるはずです。肝臓からのＳＯＳメッセージには以下のようなものがあります。

●全身倦怠感・疲れやすくなった・仕事をする意欲がなくなった
●以前に比べて根気がなくなった・同じことをしていても疲れ方が違う
●イライラすることが多くなった
●お酒が美味しくなくなった・お酒に弱くなった・二日酔いが残りやすい

●食欲低下・脂っこいものが苦手・食事時でも空腹感がない・食後にもたれ感あり
●白目が黄色くなっている・肌が黄色くなっている（黄疸（おうだん）を示唆する症状）
●肌が荒れる・吹き出物が出やすい・肌が浅黒くなる・目の下にクマができる
●手の親指のつけ根や指先、手のひらが赤くなる
●胸や首に赤い糸くず状の発疹が出る（クモ状血管腫）
●右脇腹が重苦しい、鈍痛がある・ベルトがきつく感じる・背中の右側が凝る
●寝つけない・ぐっすり眠れない
●冷えがひどい
●抜け毛が多くなった
●微熱が出る
●腹部や足がむくむ
●尿の色が濃い・オシッコの黄色みが強いと感じる
●鼻血が出やすい・原因がないのに青アザができる・歯ぐきから血が出やすい
●ケガの治りが悪い
●ＥＤ（勃起不全）や膣壁が乾燥する、または充血しなくなった

私自身の話をすれば、お酒は週に1～2回飲むか飲まないか程度です。それでも、お酒を飲んだ翌日は**眼精疲労（疲れ目）**を感じることがよくあり、これも第1章でご説明した「疲労肝」（70ページ参照）からのメッセージなのでしょう。東洋医学で肝臓と目は密接な関係があることは先述しました（38ページ参照）。中国では**「女性は生理中や妊娠中は目を使いすぎない」**という養生の教えがあるそうです。毛細血管がびっしりと張り巡らされている目は、多くの血液を必要とするからです。

お酒はたしなむ程度の私でも、友人との飲み会や仕事関係の集まりのあとには、**「今日はちょっと飲み過ぎたな」**と感じるときがあります。

そんなときは翌朝の歯磨き中に**えずき感**があったり（72ページ参照）、寝ているときに**足がつったり**します。足がつる原因の1つとして筋肉への血行が悪くなることが報告されており、これらはアルコールで疲労した肝臓からのSOSだと思っています。

肝機能検査の数値は何を表しているのか

肝臓が元気かどうかは、血液検査の肝機能の数値で判断することができます。会社などで行う健康診断でも検査されていますので、数字をチェックしてみてください。

●ＡＳＴ（ＧＯＴ）／ＡＬＴ（ＧＰＴ）：肝細胞で作られる酵素で、肝細胞が何らかのダメージを受けると血液中に流れ出て両方の数値が上昇します。

●γ（ガンマ）‐ＧＴＰ：肝臓、腎臓、膵臓などの臓器に障害が起きたときや、胆汁の排出路に異常が起こると上昇します。アルコールの影響を受けやすい項目です。

●総タンパク：血清タンパク質は肝臓で合成されるため、数値が下がると肝機能の低下が疑われます。

●アルブミン：肝臓だけで作られるタンパク質で、量の減少は肝機能低下を表します。

●総ビリルビン：肝臓などで分解された廃棄物。便として排出されずに血液に漏れ出すと数値が上がります。

●ALP：胆汁中に放出される酵素で、肝臓や腎臓、腸や骨で作られています。骨の異常や、肝臓や胆管の病気の場合に数値が上がります。

●血小板数：慢性肝炎や肝硬変だと数が減ります。

項目	基準値	注意したい病気
AST(GOT)	35U/L以下	急性・慢性肝炎、アルコール性肝炎、脂肪肝、肝硬変、心筋梗塞、肝臓がんなど
ALT(GPT)		（高い場合）アルコール性肝障害、胆のう炎、総胆管結石など
γ-GTP	35U/L以下	（高い場合）急性肝炎や肝硬変、ネフローゼ症候群、急性腎炎
総タンパク	6.5〜8.0g/dL	（低い場合）脂質異常症、糖尿病
アルブミン	3.9g/dL以上	（低い場合）肝硬変、低栄養、ネフローゼ症候群など
総ビリルビン	0.4〜1.5mg/dL	（高い場合）肝炎、肝硬変、肝がん、胆道系疾患、体質性黄疸など
ALP	113U/L 以下	（高い場合）急性・慢性肝炎、総胆管結石、胆のう炎、胆管炎、肝硬変など
血小板数	15〜45万/μL	（低い場合）急性白血病、肝硬変、特発性血小板減少性紫斑病、膠原病など

※基準値は検査機関によって多少異なることがあります

肝臓を元気にする食べ物、栄養素で肝機能アップ

もしお酒を飲み過ぎて、AST、ALT、γ-GTPなど肝臓が元気かどうかを判断する肝機能値が悪いのなら、**1カ月でもお酒をやめること**をオススメします。明らかに数値も変わりますし、軽い運動もするようになれば、体も絞れるはずです。

ただ、それが簡単にできたら誰も苦労はしませんよね。激痛を伴う**痛風**や、**肝硬変**の一歩手前で命の危険にさらされない限り、なかなか**断酒**には踏み切れないものです。

アルコールは肝臓を傷めつける代表的な敵ですが、敵はアルコールだけではありません。**脂質**や**糖質**なども肝臓が代謝の仕事をしなければならず、こうしたカロリーの高い栄養素を摂り過ぎると脂肪肝になるリスクが上がり、肝臓に負担がかかります。特にウインナーやベーコン、ちくわ、魚肉ソーセージなどの**加工食品**は、脂質に加えて塩分も多いので摂り過ぎには注意。もちろん、**添加物**の分解、解毒にも肝臓の活躍が不可欠です。

これらとは逆に、肝臓の味方になってくれる食べ物もあります。ただし、いくら肝

臓にいいといっても、以下に挙げるものどれか1つに偏るのはいけません。**主食、主菜、副菜をバランス良く食べていくのが重要**です。

肝臓に良い食べ物としては、**牛乳**や**大豆**など、ダメージを受けた肝臓を修復し、再生させる効果のある**良質なタンパク質**や、脂肪肝の進行を抑える**ワカメ**などの**海藻類**や**キノコ**、**根菜類**、そして肝臓を活発にして回復促進効果がある**タウリン**を豊富に含んだ**カキ**や**タコ**、**イカ**などの**魚介類**があります。また、肝臓が解毒や栄養の貯蔵、胆汁の分泌などの役割を果たすうえでなくてはならないのが**ビタミン**と**ミネラル**です。**野菜**などビタミンやミネラルが豊富な食品を積極的に摂取していきましょう。

肝臓の機能をアップさせる食べ物として有名なのが**ウコン**。肝臓の解毒作用を高めてくれます。**シジミ**に含まれる**オルニチン**は肝臓の働きをサポートし、疲労を回復する効果のある**アミノ酸**です。また、**肉や魚**、**乳製品**、**大豆製品**、**ナッツ類**に含まれている**L-システイン**は、二日酔いの原因となるアセトアルデヒドと直接反応し、解毒してくれます。いずれにしろ、肉から野菜、魚介類、乳製品までバランス良く食べることが肝要。肝臓マッサージも習慣づければ、相乗効果で肝臓が元気になること間違いなしです！

実は肝臓は「感染予防」にも大きく関係していた！

２０２０年からの新型コロナウイルス感染症のまん延は、私たちの生活に大きな影響を与えました。それ以来、インフルエンザやはしかなどの感染症に私たちは敏感になり、**「免疫」**に対しての関心も高まりました。

実は肝臓には**「クッパー細胞」**という、免疫のボス的な細胞が存在します。免疫細胞の１つでもあるクッパー細胞は、死んだ細胞や体内の毒素、細菌などを食べる**マクロファージ**の一種であり、肝臓を構成する細胞でもあります。

細菌やウイルスが体の中に入ってくると、まずは**白血球**や**ＮＫ細胞**（免疫の働きをするリンパ球の一種）がそれらを攻撃して、侵入を阻止しようとします。それでも阻止できなかったものは、肝臓のクッパー細胞が食べて処理をします。肝臓が元気であればクッパー細胞の働きも活発で、風邪などの感染症にかかりにくくなるのです。

しかし、肝臓が疲労して機能が低下するとクッパー細胞の働きも弱くなり、食べきれなかった細菌やウイルスが肝臓を通過して、血液に乗って全身にばらまかれる危険性が増してしまいます。

また、肝臓を元気にすると体温が上がり、細菌やウイルスの繁殖が抑えられる点からも、**肝臓を元気にすることは免疫力のアップにつながる**といえます。

このように、肝臓を元気にすると血流がアップし、体温が上昇して新陳代謝が盛んになり、細菌やウイルスに負けない体になります。また、肝臓は筋肉や骨、皮膚などの組織を作るアミノ酸や、脳内ホルモンの合成にも関わっており、肝臓を元気にすると体も心も若返ります。

最近、免疫といったら**「大腸」**のイメージが強いですが、大腸より先に肝臓でフィルターをかけて細菌やウイルスをやっつけていたとは驚きですね。

2日に1回の肝臓マッサージで、細菌やウイルスに負けない体を作っていきましょう！

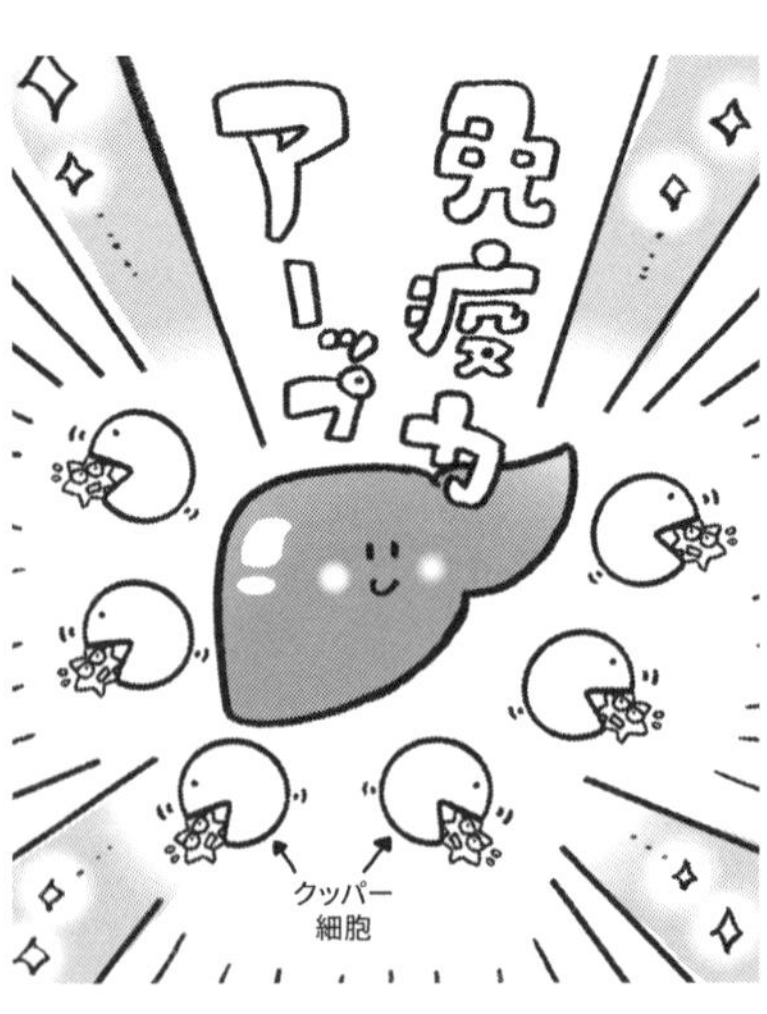

肝臓を鍛えれば「クスリ要らず」の体に

ちょっと体調を崩したり、軽い風邪を引いただけで、すぐに薬を飲んで治そうとする人もけっこういます。そうした人は**「薬は体にいい」**と思い込んでいますが、決してそのようなことはありません。

病気を治すほどの強い作用があるならば、病気にかかっていない正常な細胞にも何らかの作用を与える可能性があります。害虫を殺そうと殺虫剤をまけば、関係のない益虫だって死んでしまいます。雑草が生えないように除草剤をまけば、芝生や花などの他の植物が枯れてしまう可能性があるのと同じです。

「薬」をカタカナで書いて、反対から読んでみてください。**「クスリ」**が**「リスク」**になってしまいましたね。薬には**「毒をもって毒を制す」**という性質があります。病気という**「悪」**に対して、薬という別の**「悪」**で対抗して、元の病気をぶっ飛ばすのがその本質なのです。

薬は、体に影響を与えるという意味では**「毒」**ですから、それは肝臓で分解、代謝しなくてはいけません。肝臓が疲れて機能が低下していると薬の分解に時間がかかり、それが副作用を起こす可能性があります。

肝臓が薬を分解して起こる副作用に**「薬物性肝障害」**があります。薬で肝臓が傷つき、肝機能が低下することで、黄疸、吐き気・嘔吐、食欲不振、倦怠感、発熱、発疹、かゆみ、関節痛などの症状が現れるというものです。

薬が効くということは、それだけ体に影響を与えるリスクもあるということ。そうしたリスクを冒すより、肝臓マッサージを今日から始めて元気な肝臓を取り戻しましょう。

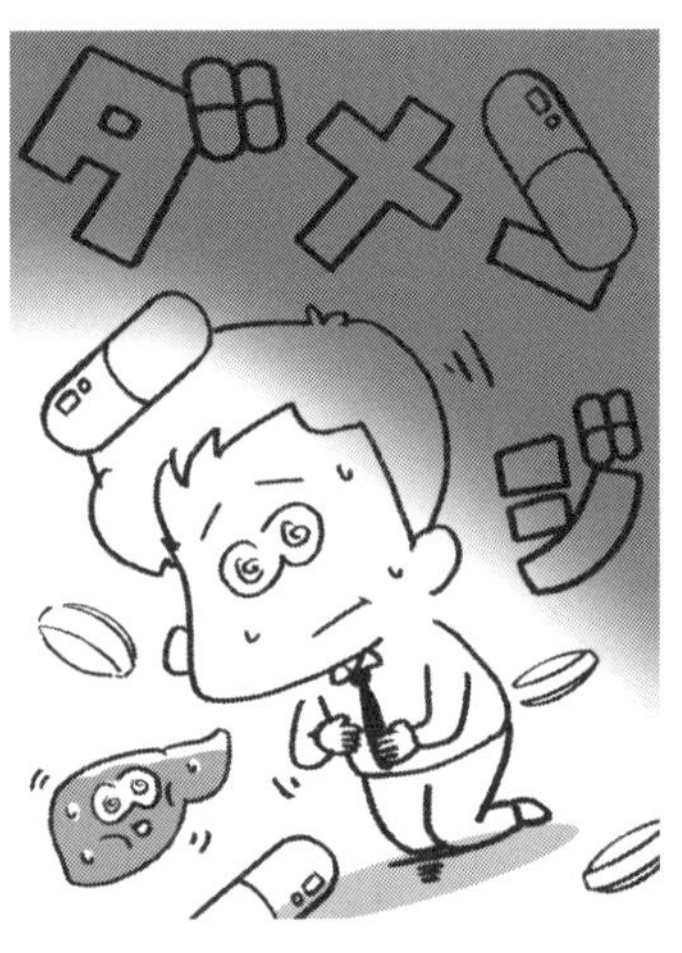

なんと日本人の3人に1人は脂肪肝だった！

お酒が好きな人ほど**「脂肪肝」**のリスクが高まります。脂肪肝はお酒の飲み過ぎや糖尿病、肥満、運動不足などが原因で肝臓に中性脂肪が多くたまった状態のことです。本来は**「血の塊」**である肝臓に脂肪がたまっていくと、疲れやすさやダルさが出てきます。沈黙の臓器である肝臓が発する危険信号はせいぜいそれくらいで、初期にはほとんど自覚できる症状はありません。「日本人の3人に1人は脂肪肝」だとするデータもあります。

脂肪肝が進行しているのに気がつかずに放っておくと、やがて肝炎や肝硬変、さらには肝臓ガンに進行していく危険性があります。たとえ**自覚症状がなくても、γ-GTPやASTなど肝臓の状態を示す検査で異常が見られたら、医師に相談すべき**です。

脂肪肝を、**「内臓脂肪」**の一種だと思ったら大間違いです。脂肪は、皮膚のすぐ下にある皮下組織につく**皮下脂肪**と、お腹を中心とした内臓の周りにつく**内臓脂肪**があります。食事などから摂取した糖質や脂質が消費できずに余ってしまうと、それらを脂肪に換えて体に蓄積するわけですが、これは飢餓に備えて人類が長い時間をかけて獲得してきた能力だともいえるでしょう。食べる物が手に入らなくてエネルギーが不足すると、蓄えていた脂肪をエネルギーに換えて活動していくためのものです。

問題は、本来であれば脂肪がつくはずのない心臓や肝臓、筋肉などに脂肪がついてしまうこと。**「異所性脂肪」**という名前で、皮下脂肪、内臓脂肪に続く**「第3の脂肪」**ともいわれ、最近はテレビなどでは**「場違い脂肪」**という名で取り上げられています。

本来は、脂肪がつくはずのない肝臓に脂肪がつくと、当然、肝臓の働きが鈍ってしまいます。また、肝臓についた脂肪が活性酸素によって酸化すると、細胞膜の機能を損なって細胞内に障害を引き起こす過酸化脂質という物質に変わります。肝臓にダメージを与えるのはもちろん、体にも悪い影響を与えてしまいます。

しかし、お酒を全然飲まないのに**「非アルコール性脂肪性肝疾患（NAFLD）」**になってしまう人もいます。肥満や糖尿病、脂質異常症、高血圧などの生活習慣病を原因とし、日本では10人に1～3人が罹患しているとされています。これにも自覚症状はないので、普段から肝臓マッサージをして、肝臓をいたわりましょう。

「飲むな」とは言いません。せめて週イチの「休肝日」を

結局のところ、お酒（アルコール）が肝臓を一番傷めつけるものです。

とはいえ、**「そんなことは言われなくてもわかっているけど、それでもお酒は飲みたい」**という人も大勢いるはずです。お酒をやめろとは言いませんが、その代わりに**２日に１回、肝臓マッサージ**をやってください。

そして、これからも楽しくお酒を飲み続けたいのなら、肝臓マッサージとともに、少なくても**週に１日、お酒を飲まない「休肝日」**を設けて、肝臓を休ませてあげてください。肝臓は休みなしなのに、肝臓の持ち主は週休２日というのは不公平過ぎます。

お酒が好きなら、２日に１回の肝臓マッサージと週に１日の休肝日で、お酒をやめる必要はなくなります。これに加え、**バランスの取れた食事と適度な運動、そして十分な睡眠**が取れれば元気な肝臓を取り戻すことができるでしょう。それから、体調が多少悪くなっても、できるだけ薬を飲まないこともポイントになります。

一生お酒を飲んでいたいのなら「肝臓マッサージ」——これを肝に銘じてください！

ドクターズEYE④

「休肝日は必要ですか？」――お酒好きの方によく聞かれる質問です。毎日のお酒を楽しみたいものの、健康も気になる人には大きな問題だといえるでしょう。

実は、休肝日というのは日本独特の考え方だということをご存じでしょうか。そもそも、アルコール代謝で生まれる毒性物質「アセトアルデヒド」を分解する能力が高い欧米人にはその概念がありません。アセトアルデヒドを分解する能力が低い人が多い日本人はお酒に弱く、顔が赤くなって二日酔いしやすいのです。

毒性物質を分解する能力が低いと、それだけ体内で毒にさらされる時間が多くなります。これを減らすための休肝日ですが、効果についてはきちんとした医学的な裏付けがあるわけではありません。

ただし、休肝日が死亡率を左右するデータはあります。40〜69歳の日本人男性の飲酒パターンと死亡率を調査したところ、週に純アルコール量300g以上飲むグループは、休肝日が少ない人は死亡率が高く、週に1、2日だけ飲酒するグループの1・5倍も高いという結果が出ています。やはり飲まない日は必要です。

監修のことば

青木 晃（ウェルエイジングクリニック南青山理事長）

肝臓は、人の生命を維持するうえで欠かせない大事な働きをしています。その肝臓を傷めつける最大の行為が飲酒です。そのほかには薬の多量摂取などもあります。

肝臓が生命維持のために本来やらなければいけない仕事のほかに、アルコールの分解という大きな負荷のかかる作業をやらされるのですから、肝臓の側に立ってみればたまったものではありません。

しかし、肝臓は痛みなどを感じる神経がないため、苦痛を訴えることもなく、黙々と働くのみです。しかも、高い再生能力、耐性能力を持っているため、「もう二度とお酒なんか飲まない！」と誓うほどの二日酔いを経験しても、次の日には、いや、もうその日の夜にはお酒を飲んでしまう人もいることでしょう。そのような飲み方を続けていくと、アルコール性肝炎になってしまう危険性が高まります。

肝臓でアルコールを分解してできる毒性物質アセトアルデヒドも、しっかりと無害な酢酸に換え、尿や呼気で排出できてしまう二日酔い知らずの、いわゆる〝ザル〟タイプの人であっても、当然のことながら肝臓を酷使するわけですから、注意しなければばなりません。アルコール性肝炎はもちろんですが、アルコール依存症、いわゆる「アル中」になってしまうリスクも増大します。

また、アセトアルデヒドが体の中でできるときに大量の活性酸素が発生し、それが全身の細胞に作用して、体の不調を生み出すこともあります。活性酸素が出ることで細胞に酸化ストレスがかかり、エイジングの大きな原因にもなります。つまり、お酒の飲み過ぎは老化を促進するといえるのです。

二日酔いは、「自分のキャパシティを超えて、大量の飲酒をした場合に起こりやすい」ことは明らかです。それを防ぐには「飲み過ぎ」に注意するしかありません。

二日酔いにならない、あるいは肝臓にダメージを与えないためには、「純アルコール量」を常に意識することが大切です。純アルコール量とは、お酒の中に含まれるアルコール（エタノール）のみの分量のことで、1日の摂取の目安は20gです。

アルコール度数5％のビールであれば500㎖、ジョッキ1杯で超えてしまいます。25％の焼酎なら100㎖、40％のウイスキーなら約60㎖と、意外と少なく、お酒好きの方には物足りないかもしれませんが、これがまず二日酔いすることのない酒量です。

アルコール分解の能力には個人差はもちろんありますが、この数値を基準にしてお酒を楽しんでください。

二日酔いにならない飲み方としては、できるだけゆっくり飲んで、急激にアルコールの血中濃度を上げないようにすることも大切です。

また、アルコール度数の高いお酒だったらお水で割ってチビチビと飲んだり、必ずチェイサー（お水）と一緒に飲みましょう。

水を飲むのは、アルコール濃度を下げるためだけではなく、肝臓でのアルコールの解毒には水分が必要となるからです。アルコールを飲んで脱水状態のままだと、アセトアルデヒドの肝臓での代謝が遅れることになり、二日酔いになりやすい状況を自ら作り出していることになります。

また、二日酔い防止には、お酒を飲むときに肝臓をいたわるおつまみを選びたいものです。アセトアルデヒドによる活性酸素を除去できる抗酸化作用を持つのは緑黄色野菜がその代表格です。食物繊維が豊富な海藻類、キノコ類もアルコールの吸収を穏やかにする効果があります。

アジ、サバ、イワシ、サンマなどの青魚に含まれる「ＥＰＡ」や「ＤＨＡ」、エゴマ油やアマニ油などの「オメガ３系不飽和脂肪酸」は、飲酒によって生じる血管の炎症を抑えて、中性脂肪を低下させるのに役立ちます。

さて、第４章末のドクターズＥＹＥ④（１４８ページ）で「40～69歳の日本人男性の飲酒パターンと死亡率の調査」について触れていますが、これには続きがあります。週に純アルコール量４５０ｇ以上の大酒飲みのグループでは、休肝日のあるなしにかかわらず、総死亡リスクの高いことがわかったというのです。

ということは、やはりトータルのアルコール摂取量の多さが健康に大きな影響を与えることがはっきりしたといえます。

ただし、休肝日を作れば、トータルのアルコール量を減らすことが可能です。もし本当にお酒が好きで、体を壊すことなくお酒と一生付き合っていきたいのなら、休肝日を作って、１週間あたりの酒量を減らしていくのが何より賢明です。

そうすることで肝臓も正常な機能を保ったまま、生涯使うことができますので、ひいては元気な体、若々しい体を維持することにつながることは間違いありません。

おわりに

人と戦って強さを競う格闘家たちは、風邪なんかひかないイメージがあるのではないでしょうか？　実は、彼らはすごく風邪をひきやすい人たちです。

体重別で階級制を採用している格闘競技では、なるべく自分より体格の劣る相手と戦うほうが有利となるので、過酷な減量を行っている選手がほとんどです。そのため、試合の前日計量時と試合当日では、体重が5キロ前後増えていることは珍しくありません。

筋骨隆々でムダな脂肪がないので体は強そうですが、短期間に無理やり減量するために栄養のバランスなどは気にしておられず、タンパク質やビタミン、ミネラルの摂取が減るために、減量中に病原菌やウイルスに対しての抵抗力が落ちていくのです。

さまざまな種目の格闘家たちが、ケガの治療や体のメンテナンスのために私の鍼灸院に来てくれます。こうした格闘家たちの交流から思い至ったのが、「レバーブローで肝臓に衝撃を与えることができるのであれば、逆に優しくさすったり、なでたりすることで、肝臓を元気にできるのではないか？」ということでした。

この発想が、私が「肝臓マッサージ」を考案することとなったきっかけの1つです。

私は彼らに、サービスというわけではないのですが、「肝臓のあたりをマッサージしたり、使い捨てカイロで温めたりすると風邪をひきにくくなりますよ」とアドバイスしています。本書でも言及しましたが、肝臓には「クッパー細胞」という免疫のボスがいるので、肝臓が元気になると免疫力がアップし、風邪をひきにくくなるのです。

格闘技の選手たちは肝臓の位置も、レバーブローの効き目もよく知っていますので、「肝臓がもめる」と言うと納得してくれます。

もう1つのきっかけは、整体治療のあとに用いる塗り薬でした。その薬には「ヘパリン類似物質」（96ページ参照）という血流を促す成分が含まれていて、肩凝りや腰痛の治療効果を高めます。

調べてみると、「ヘパリン」という物質は肝臓で作られ、血液が固まるのを抑制する作用があるとわかりました。ヘパリン類似物質というのは、文字通りヘパリンと似た構造の物質で、皮膚から吸収されることで血流促進に役立ちます。

「外から薬を塗るのではなく、肝臓の働きを良くしてヘパリンの生成力を高めれば、多くのヘパリンが血流に乗って肩や腰などに届き、体の中から作用してくれるのではないか？」

そう考えた私は、「肝臓マッサージ」を形にしていったのです。

肝臓マッサージは、当初は肩凝りや腰、ひざ痛などの治療効果を高めることが目的でした。そこで、腰痛やひざ痛などの患者さんたちに、自宅でも肝臓マッサージを行うよう勧めたところ、悩んでいた痛みに限らず、体のさまざまな不調まで改善したという人が続々と現れたのです。

「耳鳴り、めまいが治まった」「便秘、不眠が改善した」「くすみやクマが取れて肌がキレイになった」「夜間頻尿が減った」「やせた」などの声が寄せられ、その成果は予想をはるかに超えたものとなりました。

また、ＡＳＴ（ＧＯＴ）やＡＬＴ（ＧＰＴ）などの肝機能値が改善したという報告もいただいています。本書で紹介した肝臓マッサージほど手軽で、効果のある肝臓機能アップ術はほかにはないと、いまでは確信しています。

まさに私たちの健康の「肝」は「肝臓」にあります。肝臓が元気であれば、安心してお酒も飲めます。日々のお酒によるダメージのリカバリーや健康増進、全身の若返りにぜひ本書をご活用いただければ、著者としてこれ以上の喜びはありません。

最後に、本書のご監修を賜りましたウェルエイジングクリニック南青山の青木晃理事長に深謝申し上げます。

2023年11月

高林孝光

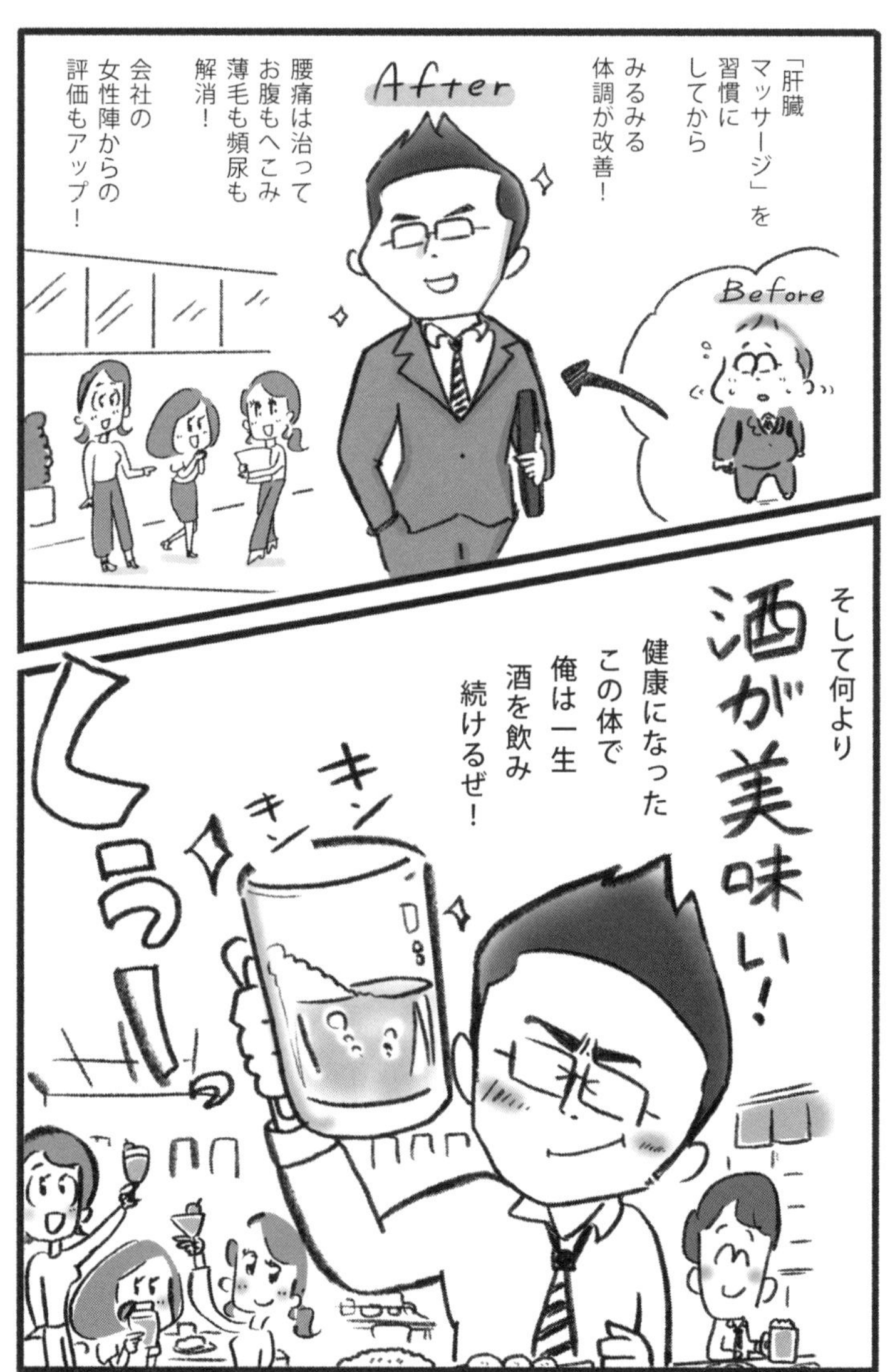
「肝臓マッサージ」を習慣にしてから
みるみる体調が改善！
After
腰痛は治ってお腹もへこみ薄毛も頻尿も解消！
会社の女性陣からの評価もアップ！
Before
そして何より
酒が美味い！
健康になったこの体で
俺は一生酒を飲み続けるぜ！
キンキン
くぅ〜っ

●著者プロフィール

高林孝光（たかばやし・たかみつ）

1978年東京都生まれ。はり師、きゅう師、柔道整復師。アスリートゴリラ鍼灸接骨院院長。フジテレビ系列『ホンマでっか!?TV』に運動機能評論家として出演、雪印メグミルクの「かんたん骨（コツ）体操」の体操考案、指導も行っている。主な著書に『五十肩はこう治す!』『身長は伸びる!――子どもはもちろん!大人になっても』（ともに自由国民社）、『たった10秒!子ども筋トレで能力アップ―わが子がたちまち限界突破!』（さくら舎）、『病気を治したいなら1分間肝臓をもみなさい【新装版】』（ワニ・プラス）などがある。アスリートゴリラ鍼灸接骨院のホームページ　https://www.hiza2.com/

●監修者プロフィール

青木 晃（あおき・あきら）

医療法人晃和会ウェルエイジングクリニック南青山理事長。元順天堂大学大学院加齢制御医学講座准教授、日本健康医療学会常任理事、日本抗加齢医学会評議員などを歴任する日本のアンチエイジング医学の第一人者。ソムリエ、ワインエキスパートエクセレンス、SAKE DIPLOMAの資格も持ち、東京にあるワインスクール レコール・デュ・ヴァン渋谷校の校長も務め、日本唯一の現役“ドクターソムリエ”としても知られる。医療監修を担当した書籍に『美しい女（ひと）は呑んでいる』（主婦と生活社）などがある。

死ぬまでお酒を飲みたい人のための
1分間肝臓マッサージ
血流を良くすれば、一生健康にお酒が飲める!

著者　高林孝光
監修者　青木 晃

2023年12月10日　初版発行

発行者　佐藤俊彦
発行所　株式会社ワニ・プラス
〒150-8482
東京都渋谷区恵比寿4-4-9　えびす大黑ビル7F
発売元　株式会社ワニブックス
〒150-8482
東京都渋谷区恵比寿4-4-9　えびす大黑ビル

装丁　柏原宗績
まんが・本文イラスト　かとうとおる
図版作成　はやし・ひろ（P84、P114-119）
DTP　小田光美
編集協力　中野克哉
印刷・製本所　中央精版印刷株式会社

■お問い合わせはメールで受け付けております。
HPから「お問い合わせ」へお進みください。
※内容によりましてはお答えできない場合がございます。

ISBN 978-4-8470-7357-1
ワニブックスHP　https://www.wani.co.jp